여성을 위한

구강건강 관리법

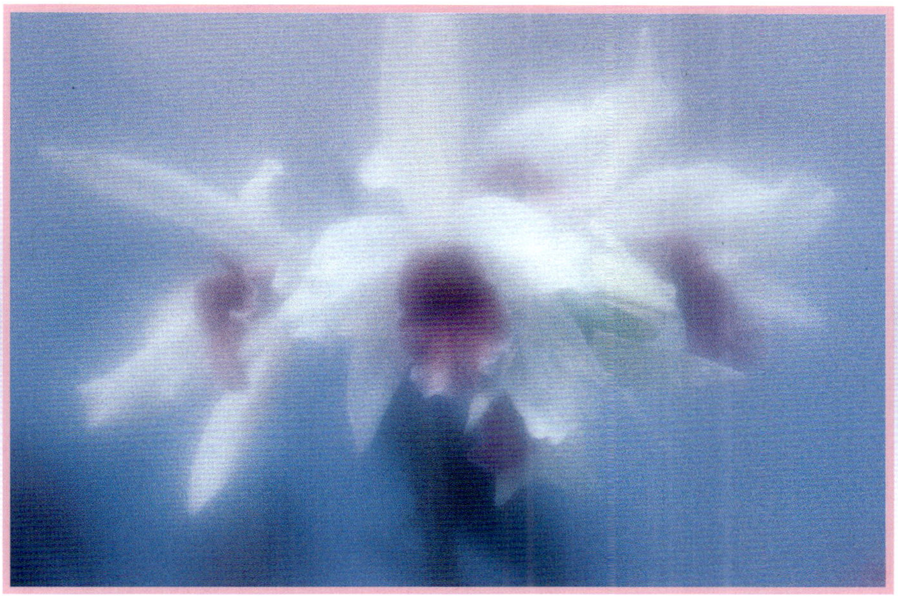

- 여성과 구강건강 -

石井 正敏
지음

임지준 · 정상균 · 이병욱 · 서혜원
옮김

군자출판사

여성을 위한 구강건강 관리법

첫째판 인쇄 | 2009년 6월 25일
첫째판 발행 | 2009년 6월 30일

지 은 이 이시이 마사토시
옮 긴 이 임지준, 정상균, 이병욱, 서혜원
발 행 인 장주연
출 판 기 획 이윤희
편집디자인 조성미
표지디자인 이지선
발 행 처 군자출판사
등 록 제 4-139호(1991. 6. 24)

본 사 (110-717) 서울특별시 종로구 인의동 112-1 동원회관 BD 3층
Tel. (02) 762-9194/5 Fax. (02) 764-0209
대 구 지 점 Tel. (053) 428-2748 Fax. (053) 428-2749
광 주 지 점 Tel. (062) 228-0252 Fax. (062) 228-0251
부 산 지 점 Tel. (051) 893-8989 Fax. (051) 893-8986

ISBN 978-89-6278-119-9

정가 40,000원

들어가며

종례의 의료는 치과를 포함해 남성을 기준으로 생각되어 왔습니다. 그런 사고방식에 대해 최근 들어 남녀 차이에 기초하여, 의료와 건강관리를 하려는 '여성의료' 의 중요성이 주목받게 되었습니다.

지금까지는 여성의료의 대상으로는 임신, 출산, 유방암과 자궁암 등이 중심으로, 기타 분야에서 여성은 의학상 '소형 남성' 으로 여겨져 왔습니다.

일본인의 평균 수명은 현재 세계 1위로, 특히 여성은 남성보다 약 7세나 오래 산다(2002년 7월 31일 후생노동성 발표에 따르면 남성 78.07세, 여성 84.93세입니다)는 사실은 폐경 후의 여성의 건강을 중요한 과제로 생각해야 한다는 것을 시사하고 있습니다. 또한, 순환기 질환과 소화기계 질병, 고지혈증 등의 생활습관병 등도 남성과 여성 간에는 이환성과 증상에 차가 있는데, 특히 약물의 대사기능에서는 큰 차이를 보입니다. 예를 들어 사춘기의 흡연에 의한 폐 성장저해는 여성에게만 나타나며, 또한 니코틴에 대한 의존성은 여성이 강한 경향을 갖고 있습니다.

그러한 남성과 여성의 차이는 구강건강에도 다양한 형태로 반영됩니다. 구강건강은 단순히 치과만의 문제가 아니라 온몸의 다양한 장기 건강과도 밀접한 연관이 있습니다. 치과의 주요 질환은 충치와 치주병으로, 치아 상실의 90% 가까이는 이것들이 원인인데, 그 배경에는 식사와 간식, 흡연, 스트레스 등의 생활 습관과 다양한 전신질환 및 그 치료에 쓰이는 각종 약제의 부작용 등에 따른 직접, 간접적인 영향 때문이라는 사실도 간과할 수 없습니다. 여성에게는 이 밖에도 평생 동안 호르몬 변화라는 큰 문제가 구강건강에 영향을 줍니다. 그리고 인간은 태어나서 죽을 때까지 다양한 사회적, 경제적 환경 속에서 육체적, 생리적, 정신적 변화를 이루며 생을 다하기 때문에 이러한 요인을 제외한 건강관리는 생각할 수도 없는 일입니다. 구강이 건강하고 음식을 맛있게 먹을 수 있다는 건 언뜻 보면 당연하게 여겨지겠지만, 일생을 통틀어 구강건강을 유지한다는 것은 매우 어려운 일입니다.

본서에서는 치과, 구강 질환과 그 예방과 치료에 대해 여성 의료의 시점에서 정리해 보았습니다. 여성의 구강건강관리를 생각하는 데에 있어 참고가 되면 기쁘겠습니다.

치과의사　이시이 마사토시

역자 서문

현대사회에서의 '건강' 이란 의미는 단순히 질병이 없는 상태가 아닌, 보다 행복한 삶을 영위하는데 필요한 신체적, 정신적 조건이라 할 수 있겠습니다. 특히, 경제적인 여유가 많아지고, 고령화와 초핵가족화 등의 현상이 나타나면서, '웰빙', '건강' 등에 관심이 그 어느때 보다 높은 상황입니다.

이러한 시대적 요구에 즈음하여, 대한민국 헬스케어산업의 선도적 역할을 목표로 탄생한 '제니튼 치과그룹' 은 국민건강 증진을 위한 사업을 다각도로 진행하고 있습니다. '여성을 위한 구강건강 관리법' 은 제니튼 국민건강시리즈의 첫 번째 서적으로, 남성관점의 의료로 인해 소외되어 왔던 여성에 대한 세심한 배려가 담겨있는 책입니다. 본문의 내용들은 기본적으로 원본에 충실하게 번역하였으나, 우리나라의 실정에 맞도록, 각종 통계자료와 용어들을 수정하여 독자들에게 좀 더 쉽게 다가갈 수 있게 하였습니다.

이 책이 출간되기까지 많은 도움을 주신 군자출판사 사장님 이하 관계자 분들께 심심한 감사의 말씀을 드리며, 많은 성원을 보내주신 300여 제니튼치과그룹 회원 분들께도 고개숙여 감사인사 드립니다.

2009. 4.

역자 약력

임지준

치의학박사
서울대학교 치과대학 졸업
서울대학교 치과병원 임상강사
서울대학교 치과대학 외래교수
대한장애인치과학회 이사
대한치과마취과학회 이사
대한턱얼굴미용치료학회 이사
제니튼 치과그룹 대표
현 따뜻한치과의원 대표원장

정상균

서울대학교 치과대학 졸업
서울대학교 치과병원 인턴 수료
서울대학교 치과병원 보존과 레지던트 수료
순천향대학교 의과대학 치과학교실 교수
순천향대학교 부속 부천병원 치과과장
전 리더스치과 원장
ICOI(국제임플란트학회) KOREA 이사
대한턱얼굴미용치료학회 이사
제니튼 치과그룹 이사
현 서울W치과 원장

이병욱

서울대학교 치과대학 졸업
서울대학교 대학원 치과보철학교실
서울아산병원 보철 전문의과정 수료
서울아산병원 임상강사
서울아산병원 보철과 외래교수
대한구강악안면임프란트학회 이사
대한심미치과학회 이사
제니튼 치과그룹 이사
현 갤러리아치과 원장

서혜원

서울대학교 치과대학 졸업
이화여자대학고
임상치의학대학원
소아치과학 전공
스마일재단 기획팀장
마포구 보건소 치과과장
대한장애인치과학회 정회원
제니튼 치과그룹 이사
현 따뜻한치과병원 대표원장

목 차

I. 눈으로 보는 여성과 구강건강

II. 여성과 치과치료
– 증례를 통해 여성의 생애 단계를 생각한다 –

I 눈으로 보는 여성과 구강건강

여성의 생애 단계와 치과질환

	영 · 유아기	소아기	청소년기
주요 치과질환과 치료법	선천적 기형[외과적 치료] (구순구개열) 유치 우식* [실란트, 충전]	부정교합[교정치료] 치은염 · 침습성 치주염[치주치료] (조기 발달형 치주염) 변색치[미백, 라미네이트 등] 영구치 우식 [실란트, 충전 등]	지치주위염 악기능장애 운동에 의한 치수염, 근첨 [수복, 보철치료,
생애 단계	영 · 유아기 0～6세	소아기 6～12세	청소년기 12～20세
여성의 생애적 특징	▶ 출생 ▶ 가정, 주변 환경의 영향	▶ 학교교육 ▶ 자가관리 능력의 획득	▶ 생활방식의 변화 ▶ 치과질환의 위험성이 ▶ 흡연의 개시
치과질환의 예방	식생활 배려 불소의 효과적 응용(불소 도포, 불소 세정, 불소 함유 치약) 자가 구강위생 관리, 전문가 구강위생 관리 실란트		금연

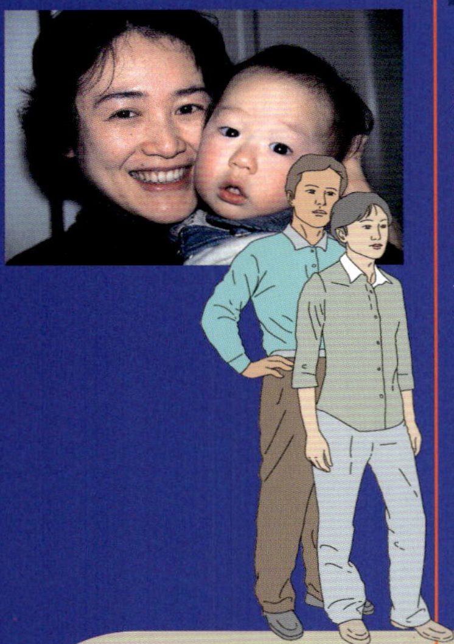

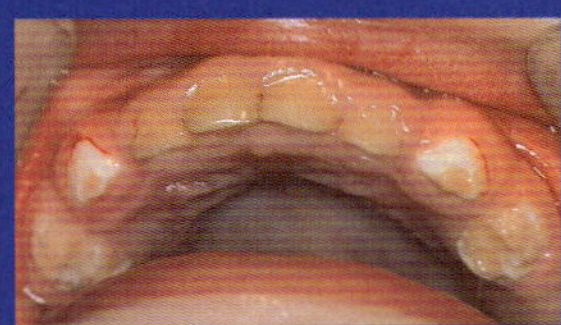

젖병우식(다발성 우식증, 1세6개월, 여아)

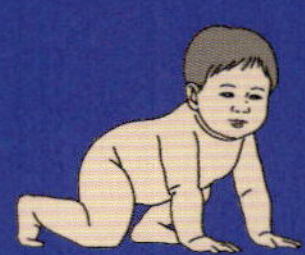

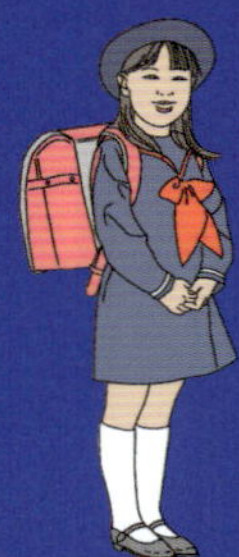

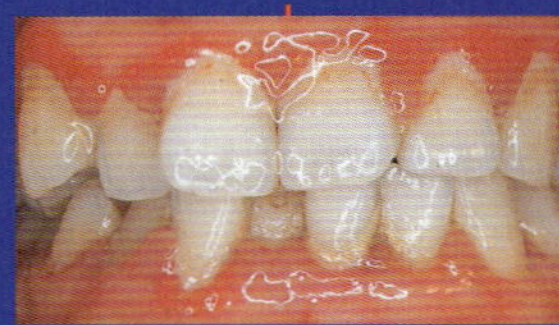

사춘기의 치은염 (13세, 여자)

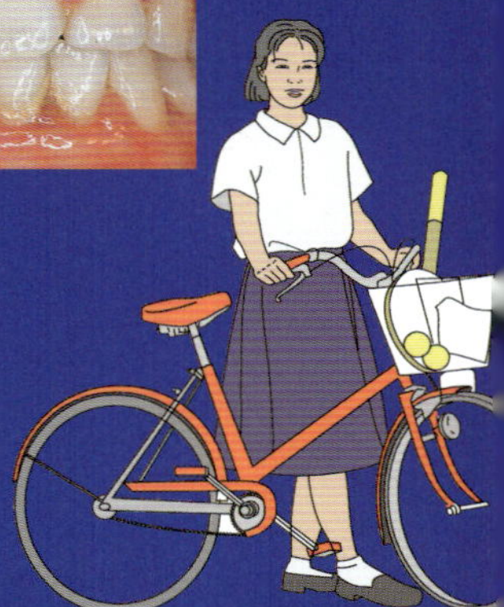

＊치아우식증 = 충치

[외과적 치료]

치아의 외상

만성치주염[치주치료]
(성인형 치주염)

병변(신경치료)

심미치과 치료 등]

치주염의 중증화
[재생적 치주치료]

[고정성 · 가철성 보철치료, 임플란트]

침분비량의 저하
(구강건조증 등)

저작기능의 저하

구강기능의 저하

치근면 우식의 다발 경향

성인기	장년기	노년기 전반	노년기 후반
20~40세	40~65세	65~75세	75세~

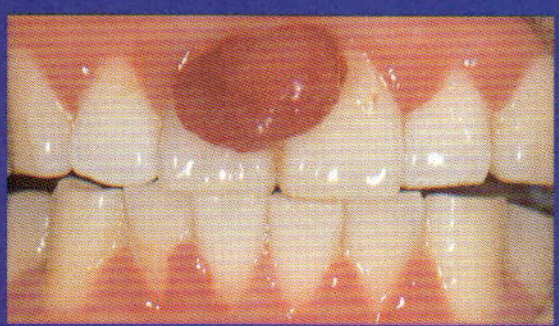

임신성 잇몸종(31세, 여성)

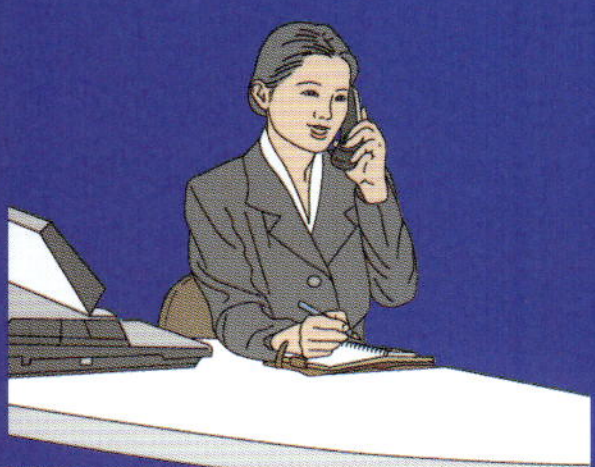

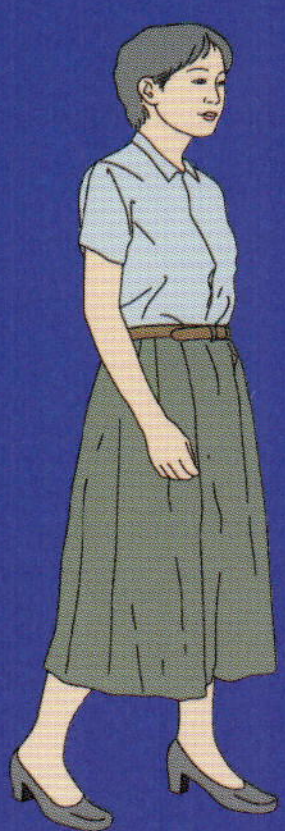

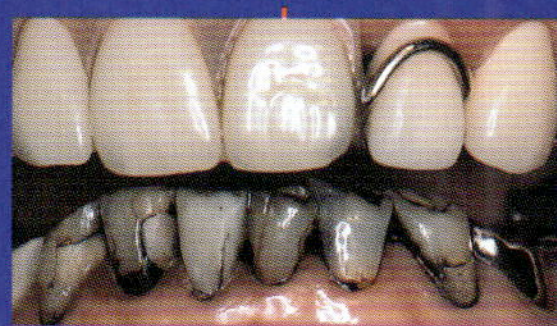

쇼그렌 증후군에 의한
급속한 우식 진행
(57세, 여성)

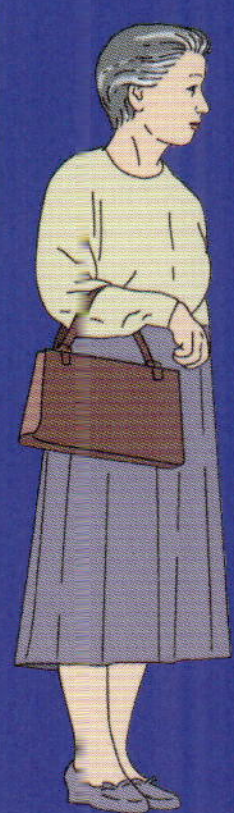

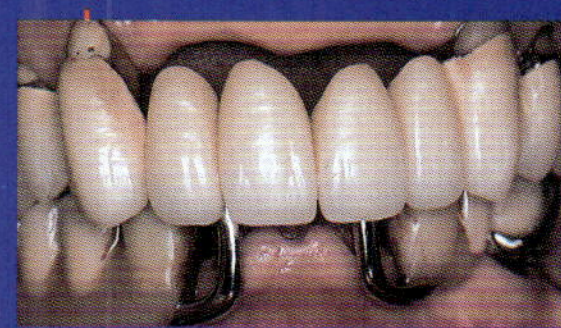

가치에 의한 치조골 흡수로 인해
틀니와의 사이에 공간이 확대
(78세, 여성)

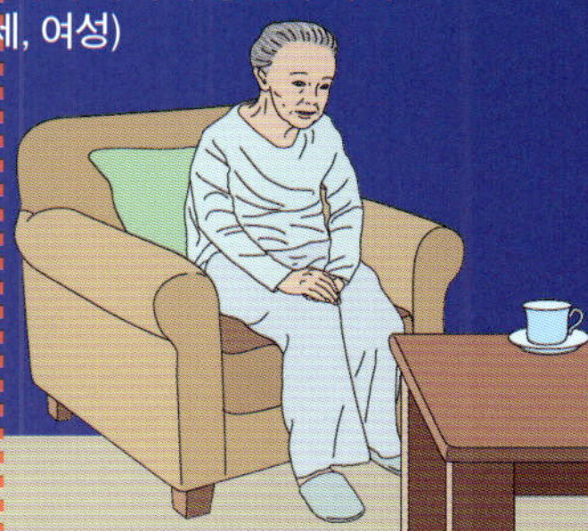

▶ 인생의 전환기(결혼, 출산, 육아)

▶ 갱년기(골다공증)

▶ 다양한 생활습관병과 전신질환

높아지는 시기

▶ 약제 투여에 따른 부작용(구강건조증)

▶ 요양 필요 고령자 증가

다양한 전신질환과 약제 복용에 관한 이해와 대응

여성의 생애와 호르몬의 변동

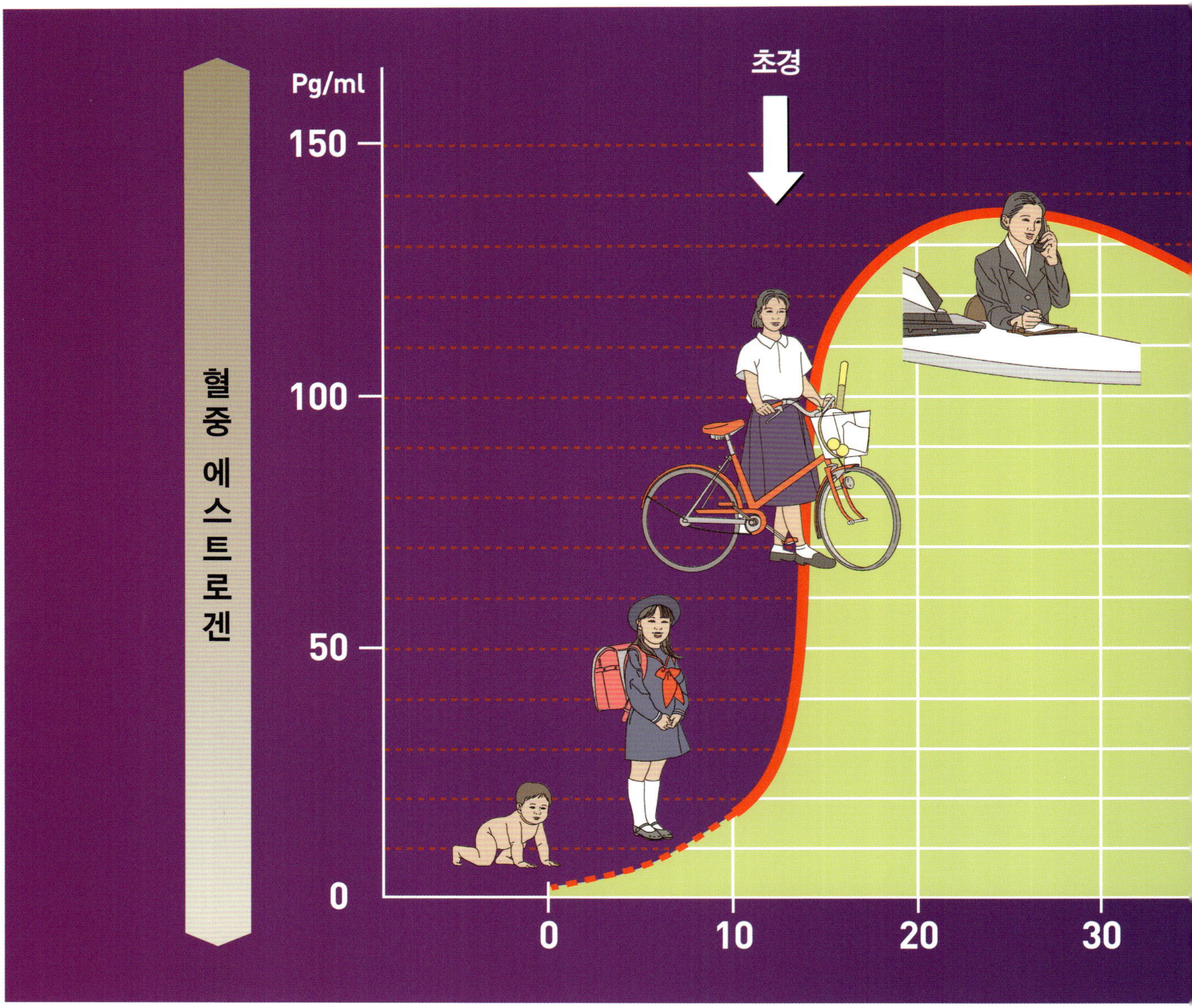

성호르몬에는 두 가지 중요한 작용이 있습니다. 하나는 생식, 다른 하나는 생활습관병과 관련이 있다는 점입니다. 성별과 질병에는 밀접한 관계가 있습니다.

평생을 통한 성호르몬의 변동에 따라 성에 의한 차이와 정도가 변화하게 됩니다. 여러가지 성호르몬이 균형적으로 분비되고 체내에서 수용되는 것이 가장 바람직한 모습이겠지만, 나이를 먹어가며 호르몬 분비가 변화해 균형이 깨지기 때문에 각종 질병과의 연관성이 나타나게 됩니다.

남성이나 여성이나 성호르몬의 분비량은 사춘기가 최고 절정기입니다. 양은 남녀에 따라 다르지만, 남성도 여성 호르몬을, 여성도 남성 호르몬을 분비합니다. 두 호르몬 모두 체내에서 중요한 역할을 합니다.

여성 호르몬에는 난소에서 분비되는 난포호르몬과 황체호르몬의 두 종류가 있습니다. 전자를 에스트로겐, 후자를 프로게스테론이라고 하는데, 이 두 가지가 여성의 건강에 큰 영향을 미칩니다. 에스트로겐의 주된 구성분은 에스트라디올로, 수태한 난자의 착상을 자궁으로 유도하거나, 제2차 성징의 성숙을 촉진하고 유지하는 등의 작용을 합니다.

나아가 에스트로겐은 골량과 골밀도를 유지하는 데에 중요한 역할을 담당합니다. 그로 인해 이 호르몬의 분비가 감소하면 골다공증에 걸리기 쉬워지게 되는 것입니다. 한편, 에스트로겐은 유방암의 위험성과 심근경색을

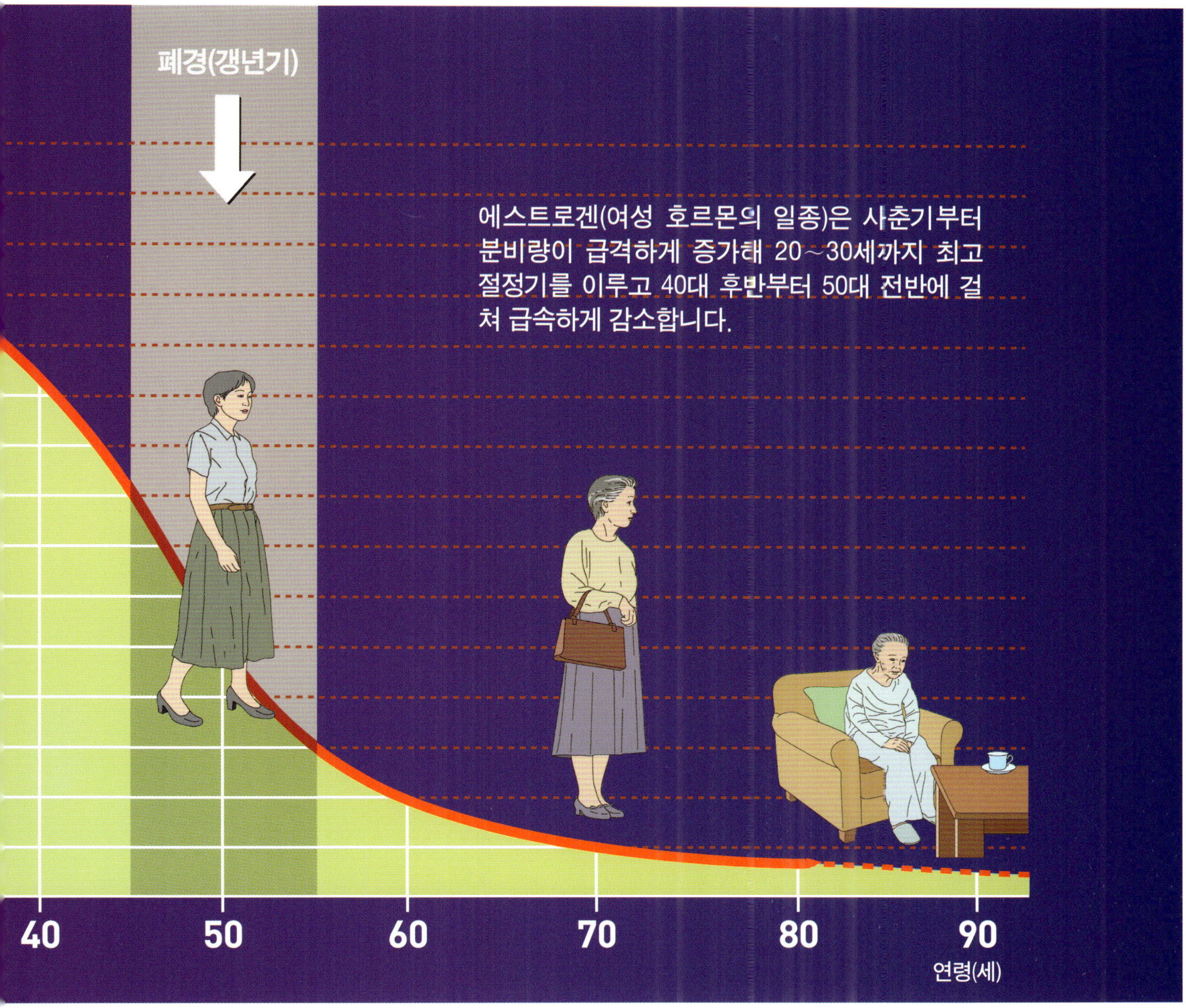

증가시키는 좋지 않은 측면도 지적되고 있습니다.

난소의 역할은 40세를 지나가면서부터 저하되기 시작하는데, 그로 인해 에스트로겐의 분비가 급격하게 감소하게 됩니다. 이러한 급속한 감소는 남성 호르몬에서는 찾아볼 수 없는 것입니다. 여성 호르몬의 감소로 40~50대에는 무엇보다 월경이 없어진다는 커다란 신체적 변화를 겪게 될 뿐만 아니라, 생활환경에도 다양한 변화가 생겨나게 되는데, 이러한 문제가 복잡하게 얽혀 소위 여성 특유의 갱년기 장애가 나타나게 되는 것입니다.

남성 호르몬은 정소에서 분비되는 스테로이드 호르몬으로, 남성의 제2차 성징을 조절합니다. 그 주된 구성분이 테스토스테론입니다. 남성 호르몬은 성인남성의 근육질과 골조직의 유지에 중요한 역할을 담당하는데, 이 호르몬의 분비가 급속도로 감소하면 남성에게도 갱년기 증상이 나타나게 됩니다.

그래프는 각 연령에 있어서의 평균적인 여성 호르몬(에스트로겐)의 분비량을 나타낸 것입니다. 실제로 여성 호르몬의 분비량에는 개인차가 있습니다. 또한 이 그래프에 성주기의 영향은 그려되지 않았습니다.

일반적으로 나이가 들어도 성호르몬의 분비량이 많은 사람 가운데 장수하는 사람이 많다고 합니다.

여성 호르몬 감소는 전신에 영향을 미칩니다

— 갱년기가 되면 여성 호르몬이 감소합니다 —

❖ 갱년기 이후에 나타나는 에스트로겐 결핍 증상

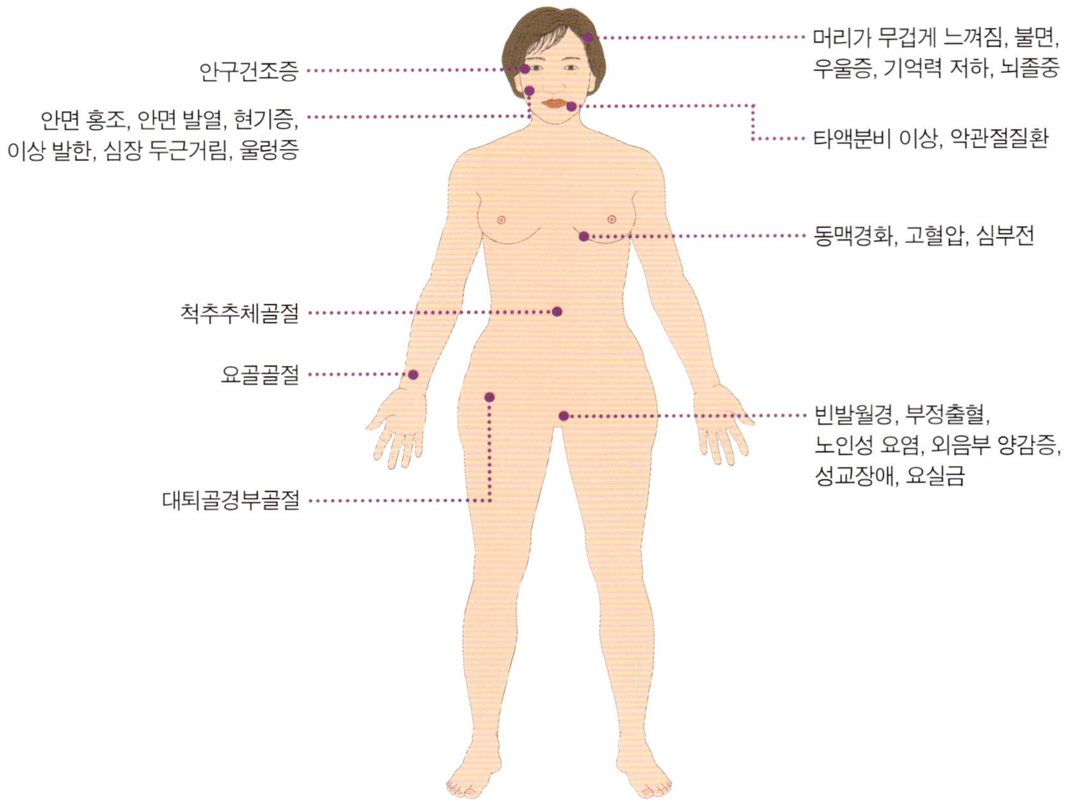

[에스트로겐 결핍 증상]

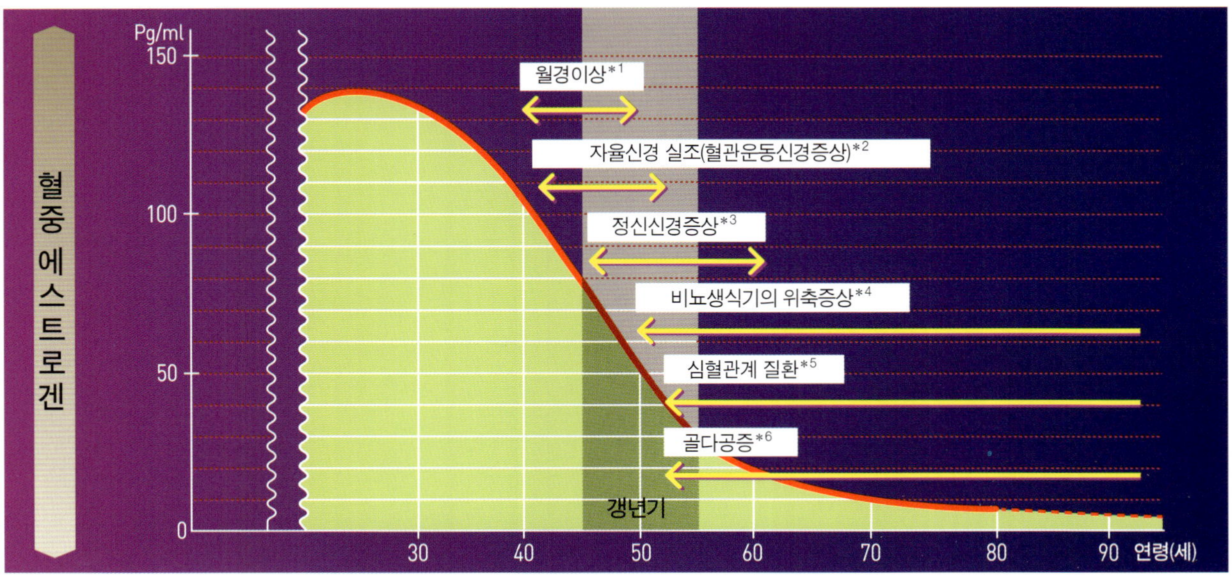

*1 : 빈발월경, 부정출혈 *2 : 안면 홍조, 안면 발열, 이상 발한, 심장 두근거림, 현기증, 타액분비 이상, 악관절, 안구건조증
*3 : 머리가 무겁게 느껴짐, 불면, 우울증, 기억력 저하 *4 : 노인성 요염, 외음부 양감증, 성교장애, 요실금
*5 : 동맥경화, 고혈압, 심부전, 뇌졸중 *6 : 척추추체골절, 요골골절, 대퇴골경부골절

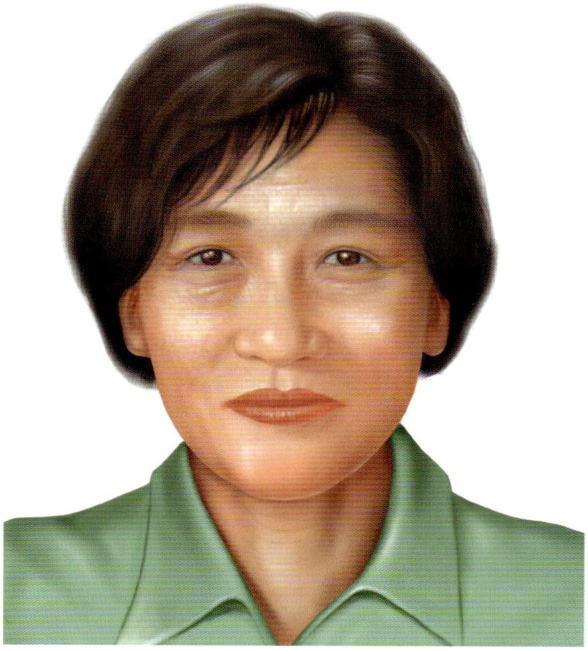

❖ 갱년기 증상의 얼굴

여성 호르몬의 감소로 인해 자율 신경계 작용이 변화해 안면 홍조, 현기증, 안면 발열, 발한 등의 증상이 나타납니다. 안면 피부에는 혈관이 많기 때문에 홍조가 뚜렷하게 나타납니다. 현기증 발작은 머리가 무겁게 느껴지는 증상에서 시작하며, 열기는 머리, 목을 거쳐 가슴과 등까지 퍼집니다. 동시에 머리와 가슴, 등에 땀이 많이 납니다.

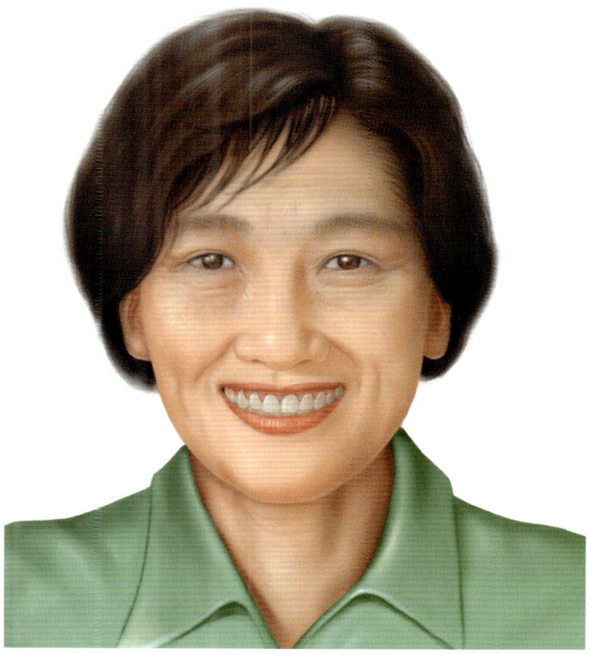

❖ 갱년기 증상이 좋아진 얼굴

갱년기 증상이 좋아진 얼굴입니다. 증상의 발현은 개인차가 큽니다. 대부분의 경우, 힘든 증상은 서서히 좋아지지만 사람에 따라서는 안 좋은 상태가 오랜 기간 지속되는 경우가 있습니다. 불면, 피로, 우울증 등의 정신 증상을 동반하며 병세가 심각해지는 경우도 있습니다. 그런 때에는 전문의의 진단을 받아볼 것을 권합니다.

갱년기란, 여성의 평생 가운데 폐경 전후 몇 년의 기간을 가리키며, 성숙기(생식기)에서 노년기(생식불능기)로 이행되는 시기를 말합니다. 갱년기에는 개인차가 있지만, 다양한 경험을 하는 경우가 많습니다. 특히 40~55세 사이에 소위 갱년기 장애라 불리는 증후군이 나타납니다.

이 시기에 접어들면 여성 성기능의 중심인 난소기능이 쇠퇴하기 시작합니다. 그와 함께 내분비 순환이 서서히, 사람에 따라서는 급격하게 변동해 월경 불순에서 최종적으로는 폐경이 되게 됩니다. 이러한 내분비 변화에 대해 신체는 적응하려 하지만 그 과정에서 문제가 발생해 신체적 증상과 정신적 증상이 나타납니다. 게다가 이 시기는 심리적, 사회적으로도 불안정한 시기이기도 해, 다양한 증상을 보이게 됩니다. 이와 같은 증상이 심해져 치료를 받아야 하는 상태를 갱년기 장애라고 합니다.

갱년기 장애 증상의 종류, 정도, 기간 등은 개인차가 크지만, 급성 증상으로는 안면 홍조, 안면 발열, 발한, 불면, 초조감 등이, 만성 증상으로는 악관절부의 통증, 요통, 어깨 결림 등이 있습니다. 치료법으로는 대증요법과 심리요법, 약물요법 등을 병용하게 됩니다. 약물요법으로는 호르몬보조요법(에스트로겐과 프로게스테론 투여), 자율신경조절제, 신경안정제 등이 쓰입니다.

여성 호르몬의 감소는 골다공증의

에스트로겐의

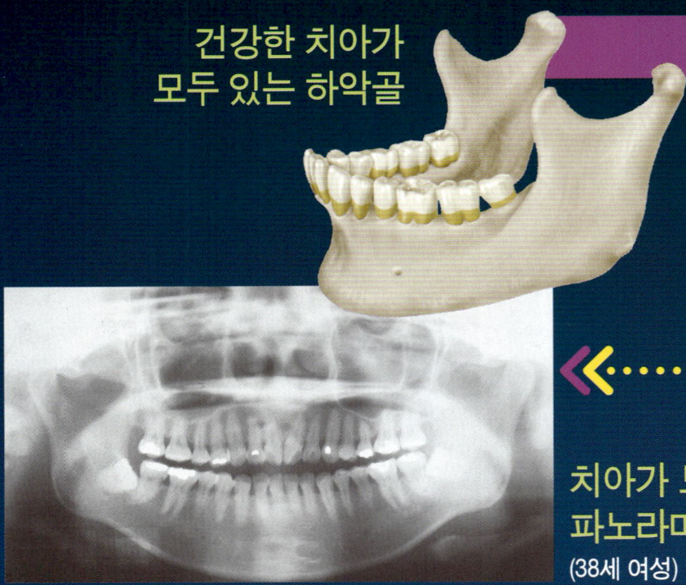

건강한 치아가 모두 있는 하악골

치아가 모두 있는 사람의 파노라마 사진 (38세 여성)

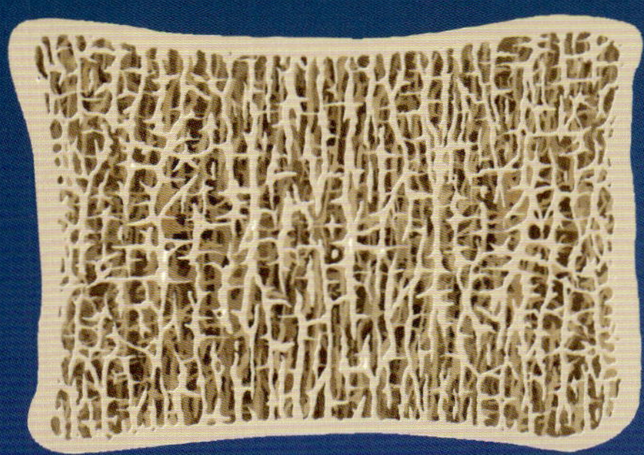

정상적인 척추 단면

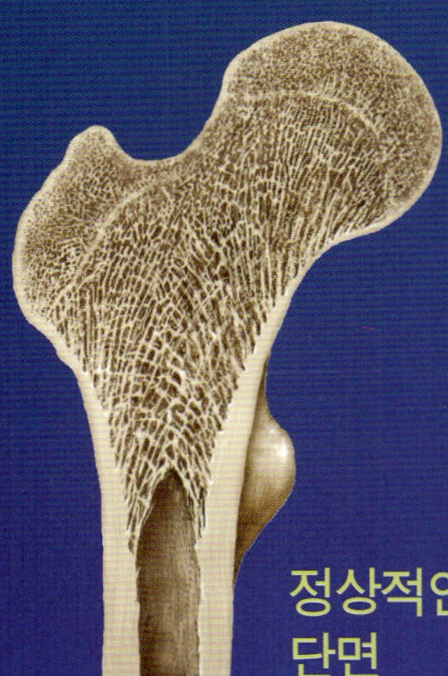

정상적인 대퇴골경부 단면

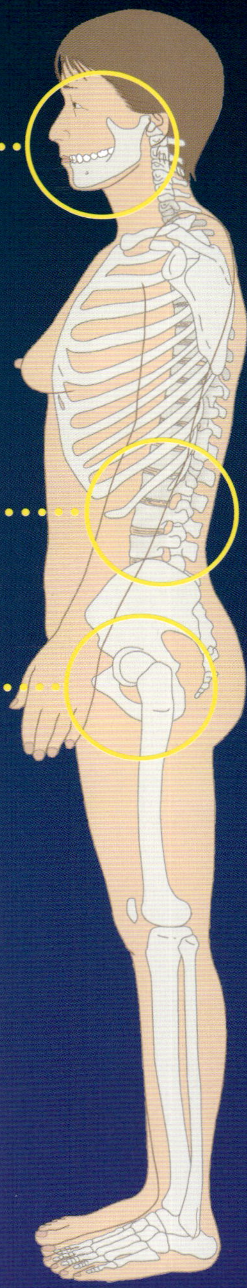

건강한 상태

뼈에는 내장을 보호하고 인간의 신체를 지탱하며 운동하는 기능과 칼슘의 저장고로서 체내에서 칼슘이 결핍됐을 때 보충해주는 역할이 있습니다.

위험성을 높입니다

분비저하가 골량을 감소시킵니다

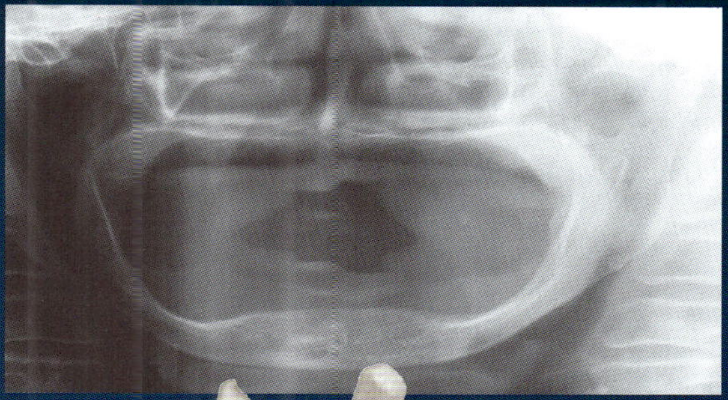

모든 치아를 상실한 사람의 파노라마 사진
(70대 여성)

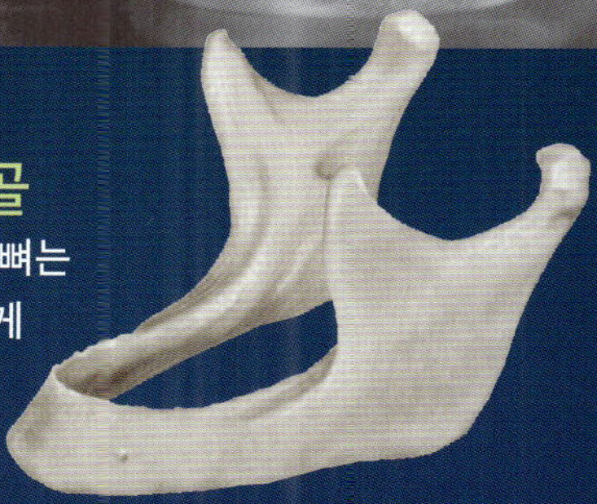

모든 치아를 상실한 하악골
치아가 없어지면 턱뼈는 전체적으로 급속하게 변화하게 됩니다.

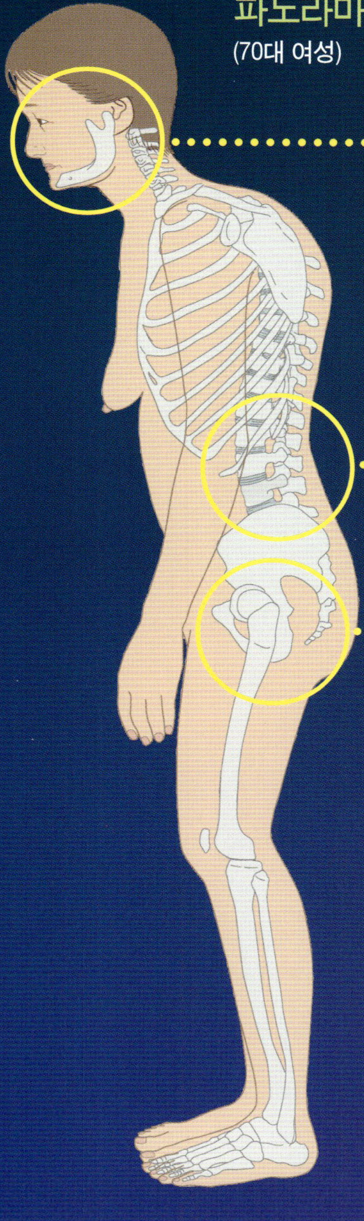

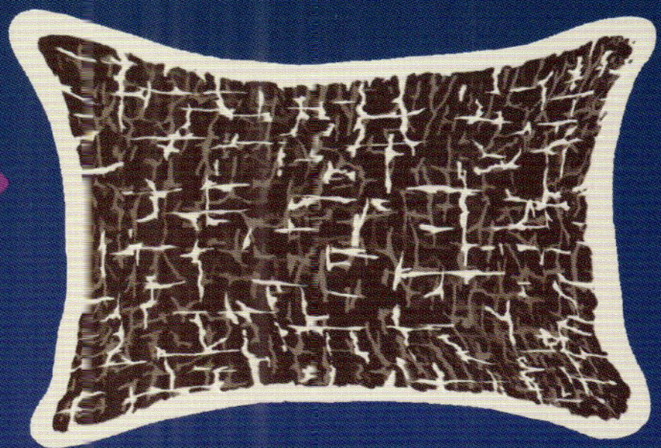

골다공증에 걸린 척추 단면

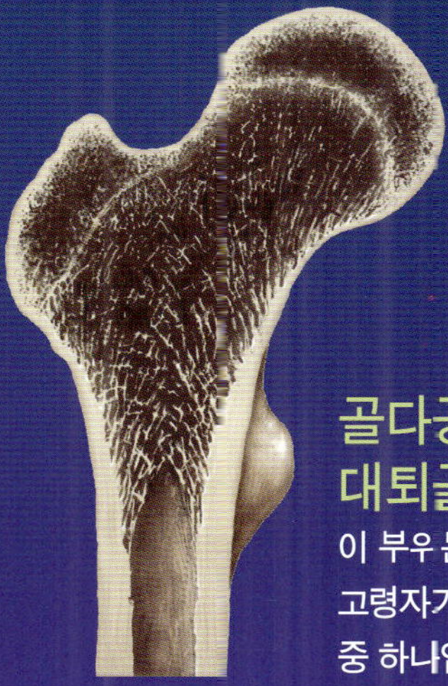

골다공증에 걸린 대퇴골경부 단면
이 부우는 특히 골절이 되기 쉬우며, 고령자가 와상환자가 되는 큰 원인 중 하나입니다.

골다공증에 걸린 상태

체중을 지탱하는 뼈의 힘이 저하되어 추체가 그 무게에 눌려 등뼈가 굽어집니다. 이 만곡 증상은 흉추에서 현저하게 나타나며, '노부인의 등혹' 이라 불리는 독특한 체형이 됩니다.

골다공증의 분류

- 골다공증
  - 원발성 골다공증
    - 유년성 골다공증
    - 폐경후 골다공증
    - 노인성 골다공증
  - 속발성 골다공증
    - 내분비성질환
    - 골수질환
    - 영양소 부족
    - 결합조직병
    - 약제성(스테로이드)
    - 기타

여성의 연령과 골량의 변화

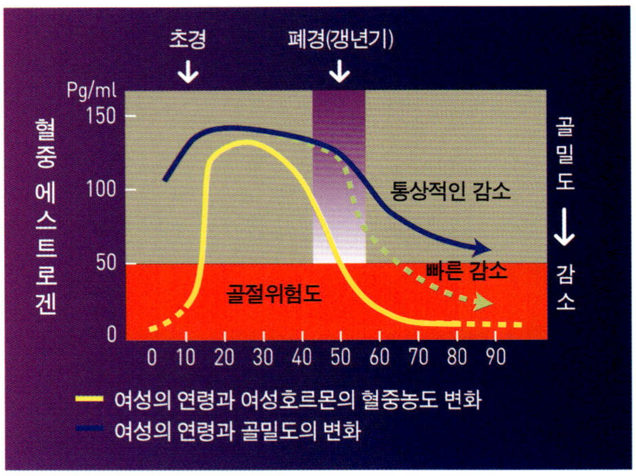

여성의 생애 골밀도 변동을 보면 20~40대 전반까지는 거의 일정합니다. 40대 중반 이후 여성 호르몬(에스트로겐)의 분비 저하가 폐경후의 골밀도 저하의 주요 원인이 됩니다.

고령자의 와상* 원인

* 와상 : 오랫동안 앓아 누워있어 다리를 잘 쓸 수 없게 되는 상태

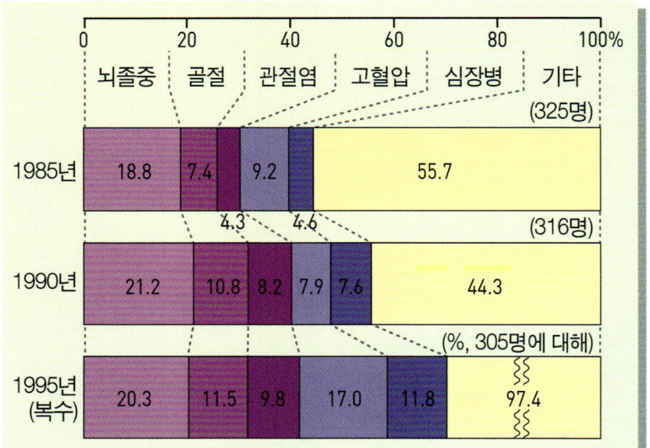

(1995년도 도쿄도 사회복지기초조사 보고서, 1996년)

폐경후의 골 흡수를 가능한 한 억제함으로써 골밀도 저하를 예방하는 것이 고령이 된 이후의 골절 방지로 이어집니다(이 조사는 남녀를 합한 통계입니다).

골다공증의 연령별 발생률

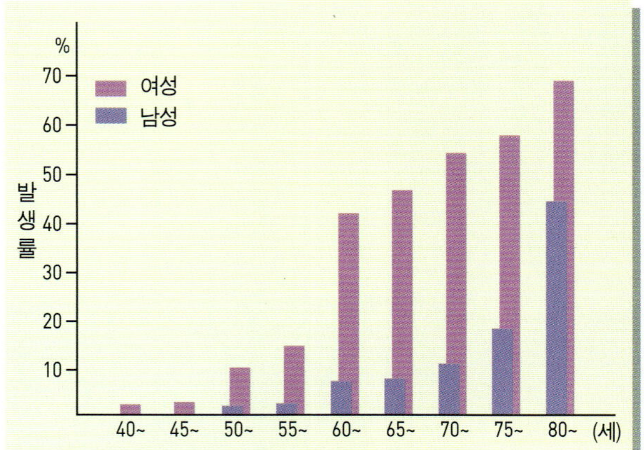

(도쿄시케이카이의과대학, 이타미 등, 1964년)

여성은 60세가 넘어가면 급격하게 골다공증 발생률이 높아지고, 80대가 되면 약 70%로 상승합니다. 남성은 여성에 비해 골다공증 발병률이 낮아 80대에서는 약 50%를 보입니다(전국 40세 이상 남녀 1,217명 조사).

골다공증이란 뼈의 주요 성분인 미네랄(주로 칼슘)이 혈액으로 녹아나와 뼈에 구멍이 나고 이로 인해 골절이 쉽게 일어나는 병입니다.

사람의 골량은 성장과 함께 20세 무렵까지 증가하며, 성인기에 최대가 됩니다. 이것을 최대골량이라고 합니다. 하지만 나이를 먹으면서 음식물로부터 칼슘을 섭취하는 힘이 저하되고 여기에 폐경후의 여성은 에스트로겐의 분비 저하가 골모세포의 작용을 쇠퇴시키기 때문에, 골량이 급속도로 감소하게 됩니다.

골다공증은 원발성과 속발성으로 분류됩니다. 전자는 유년성, 폐경후, 노인성 골다공증으로 세부 분류됩니다. 폐경후 골다공증과 노인성 골다공증은 이행기만으로는 명확하게 구분할 수 없습니다. 폐경 직후는 골량의 감소가 현저하게 나타나 척추골량의 감소는 연간 2~3% 정도가 됩니다.

속발성 골다공증은 원질환에 기초해 골다공증이 야기되는 것을 말합니다. 스테로이드성, 관절류머티즘, 갑상선기능항진증, 당뇨병 등이 대표적인 원질환입니다.

골다공증의 위험인자

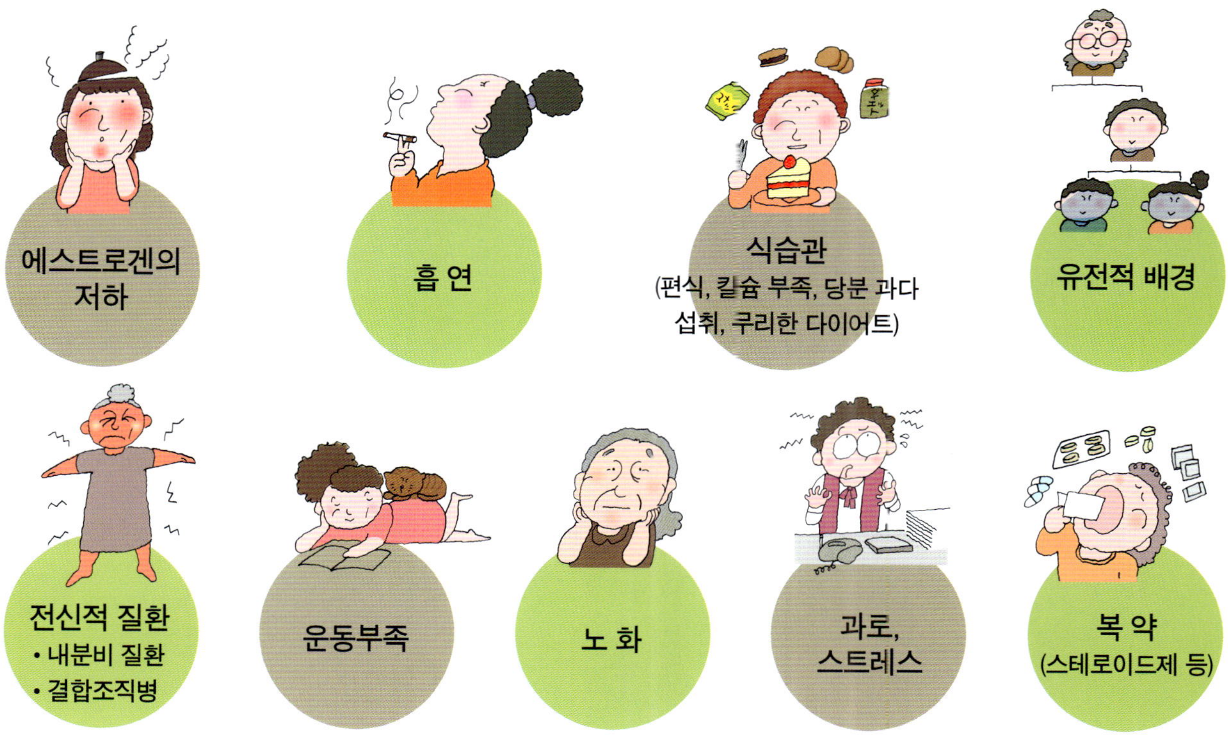
에스트로겐의 저하
흡 연
식습관 (편식, 칼슘 부족, 당분 과다 섭취, 무리한 다이어트)
유전적 배경
전신적 질환
• 내분비 질환
• 결합조직병
운동부족
노 화
과로, 스트레스
복 약 (스테로이드제 등)

골다공증을 예방하려면

- 영양 균형이 잘 잡힌 식사, 특히 칼슘 섭취에 신경쓴다
- 염분과 인의 과잉 섭취를 피한다
- 식사는 즐거운 분위기에서 잘 씹어 먹는다
- 일광욕을 하고 비타민D의 섭취를 신경쓴다
- 1일 8천보 정도를 목표로 걷는다
- 알코올, 커피는 적게 마신다
- 흡연자는 금연을 한다
- 골다공증이 될 위험요소를 조기에 발견한다(갱년기에 접어들면 정기적으로 골량을 검사한다)

현재 한국에는 약 300만 명의 골다공증 환자가 있다고 합니다. 그 가운데 70~80%가 여성으로, 65세 이상의 여성 가운데 약 반이 골다공증에 걸려 있습니다. 또한 와상 환자 가운데에는 뇌혈관 질환(뇌졸중)과 골다공증으로 인한 골절 원인의 대부분을 차지하고 있습니다. 특히 노령자의 골절은 잘 치유가 되지 않아 입원생활이 길어집니다. 무서운 것은 대퇴골경부골절로, 보행장애로 인해 40%는 와상 환자가 되고, 10~20%는 1년 이내에 사망합니다. 또한 장기간의 입원생활로 치매에 걸리기도 쉽습니다.

골다공증의 예방법으로는 식사(영양), 운동(걷기), 일광욕, 일상생활습관 개선이 중요합니다. 골다공증에 걸릴 위험이 있는 상태를 조기에 발견하는 것이 매우 중요하니 갱년기를 맞이하게 되면 정기적으로 골량 검사를 받아야 합니다.

틀니와 골다공증의 관계

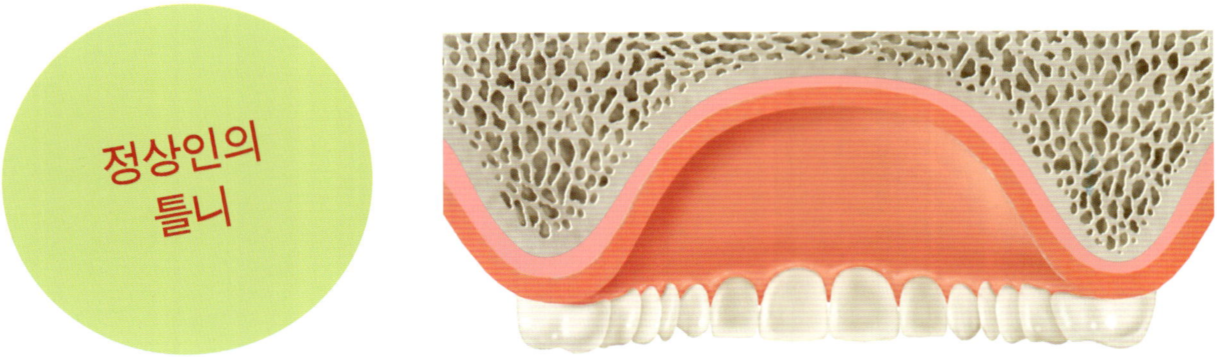

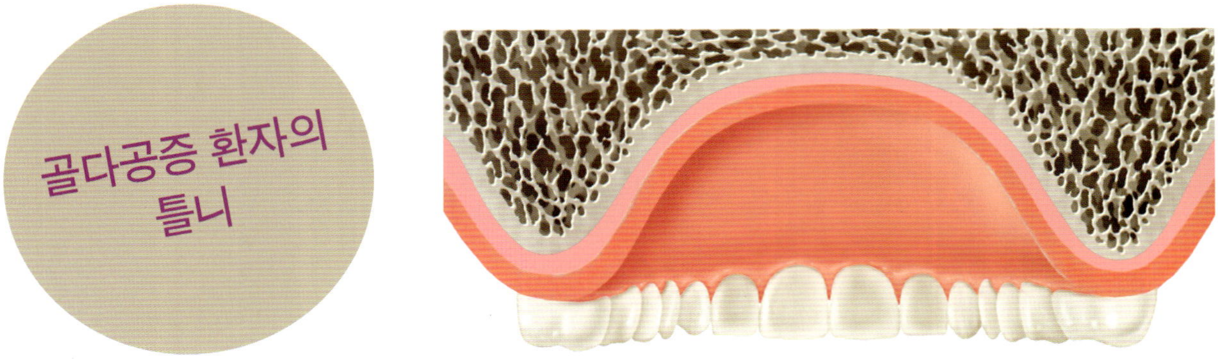

불행히도 모든 치아를 잃게 된 경우에는 전체틀니를 제작해야 합니다. 틀니 제작에는 기술과 감성이 요구되며, 여기에 환자의 다양한 구강 내 조건과 건강상태, 구강의 기능에 대한 가치관, 사회적, 심리적 배경도 고려해야 하는 매우 어려운 치료이므로, 오랜 기간에 걸친 임상 경험으로 얻은 노하우가 필요합니다.

특히 갱년기 이후의 여성 가운데에는 여성 호르몬의 감소와 함께 골다공증이 생기는 경우가 많은데, 이 빈도는 60세에 50%, 70세에 60%, 80세에 70%입니다. 전국적으로 약 300만 명이 골다공증을 가지고 있습니다.

골다공증 환자 가운데에는 틀니가 들어가는 치조제의 골 흡수로 인한 변화가 건강한 사람보다 빨리 일어나기 때문에 치조제의 상태에 대응해 틀니를 조정하거나 다시 만드는 빈도가 많아집니다.

언제 이러한 조정이 필요한지는 환자 개개인에 따라 다르기 때문에 틀니를 했다 해도 정기적으로 치과에서 진찰을 받는 것이 중요합니다. 또한 통증이 없다 해도 이전에 비해 틀니와 점막 사이에 음식물 찌꺼기가 많이 들어가게 되면 주의가 필요합니다.

틀니수리를 반복하다 보면 재질이 노화되므로, 어느 정도 시간이 지나면 새로 제작할 필요가 있습니다.

틀니가 얼마나 안정되고 오래 기능하느냐는 이러한 조건 외에 많은 요인이 있으며, 환자의 개인차와 시술자의 기능차 등이 크다는 것도 이해해 주시기 바랍니다.

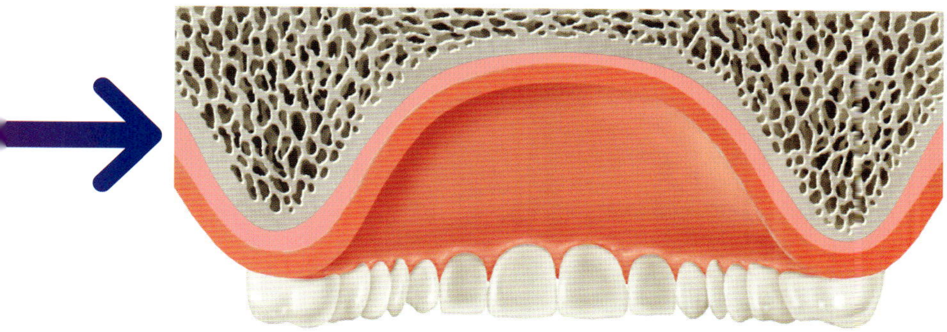

치조제(턱의 토대)가 견고한 사람의 틀니는 오랜 시간이 흘러도 비교적 안정된 상태로 사용할 수가 있습니다.

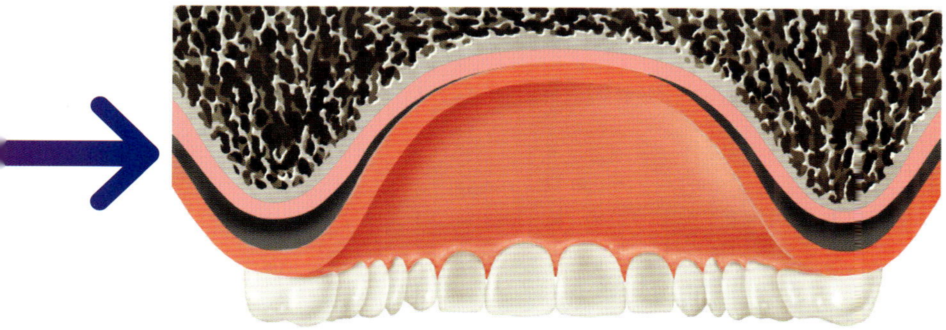

골다공증으로 치조제의 뼈가 비어버린 사람은 골 흡수가 빨리 일어나기 때문에 틀니가 치조제에 맞지 않게 됩니다.

❖ 틀니도 점검이 필요합니다

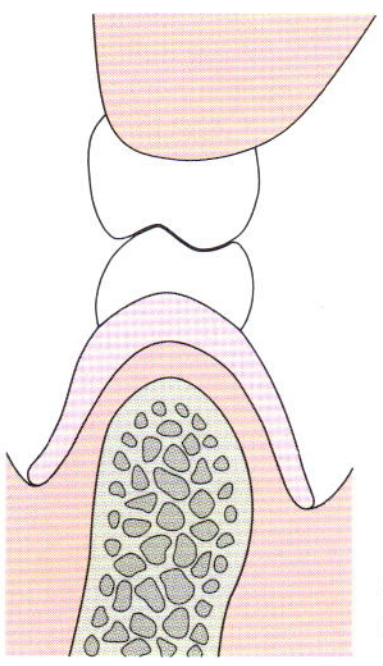

새로 만든 틀니를 장착한 상태

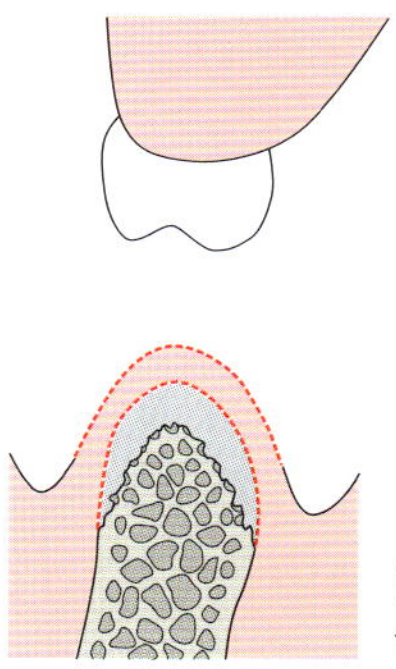

잇몸 흡수가 일어난 상태

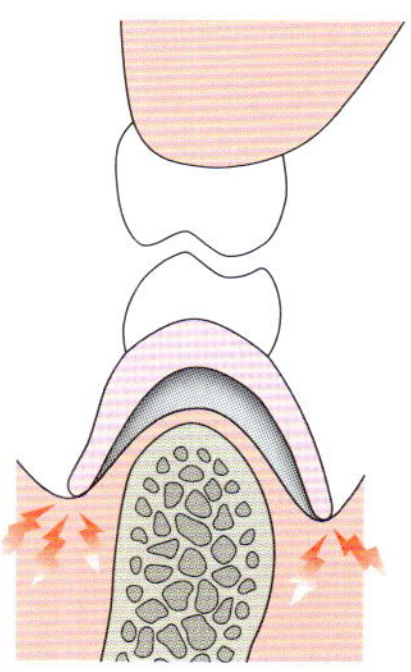

치조제가 변화해서 틀니 끝부분이 잇몸에 닿게 되어 통증과 궤양 형성이 일어나게 됩니다.

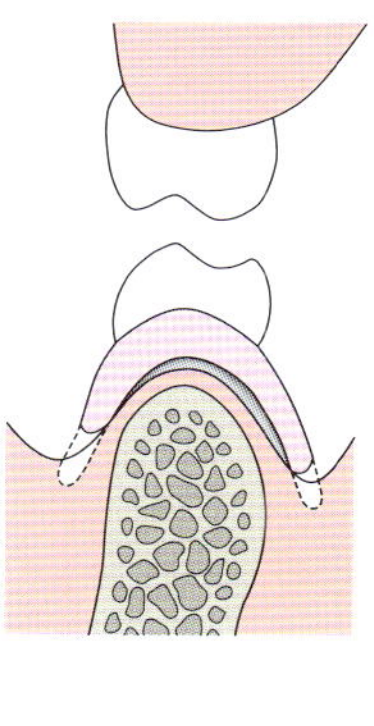

틀니 끝부분을 깎아주는 걸로 일시적으로 통증을 해결할 수 있다 해도 틀니 자체의 맞물리는 높이(교합고경)가 변화하게 됩니다. 교합고경 변화는 턱 관절에 영향을 줍니다.

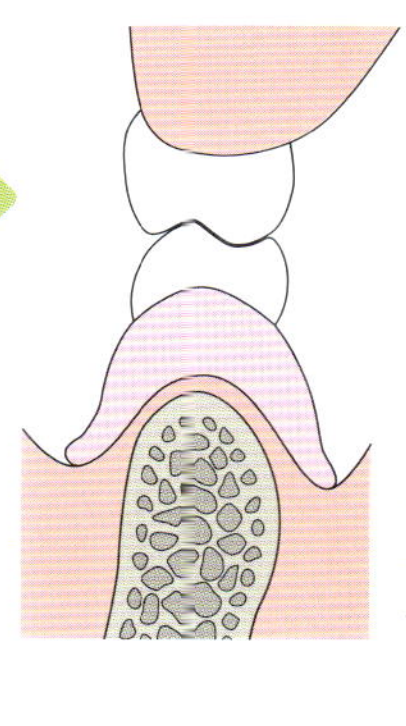

이러한 상하조직 변화와 맞물림 상태의 변화에 대응하기 위해 틀니 안쪽면을 교체해주게 됩니다.

치아가 있는 사람과 없는 사람

치아가 빠지면 얼굴 모양이 바뀌게 됩니다.

치아가 있는 사람의 얼굴

자신의 치아보다 더 좋은 것은 없습니다.
그러려면 일상적인 치아건강 관리와 치과에서의 정기적인 검진을 계속하는 것이 중요합니다.
앞으로는 구강건강을 유지하기 위해 치과를 방문해 주셨으면 하는 바람입니다.

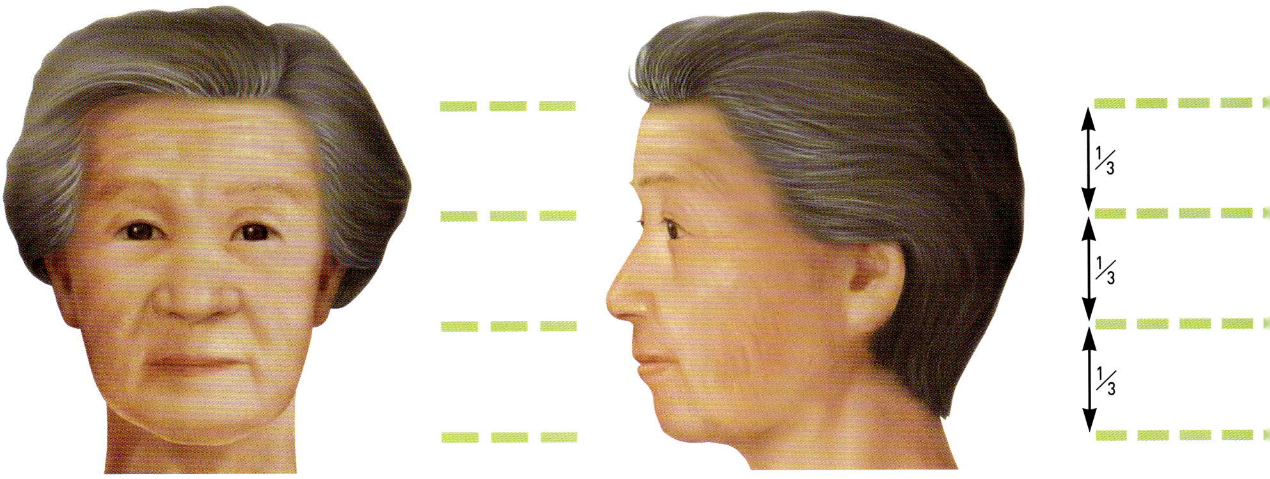

건강한 구강으로 생애를 다한 사람

80세의 여성입니다. 사랑니를 포함해 32개의 치아를 가지고 건강한 생애를 보낸 분입니다. 자신의 치아가 모두 있기 때문에 잘 씹으며 식사를 즐겼습니다.

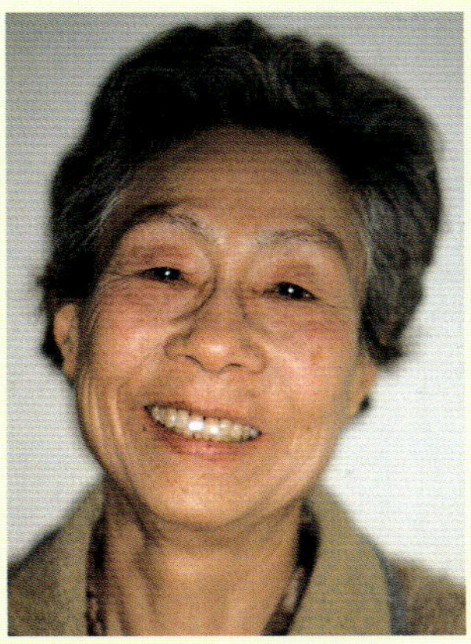

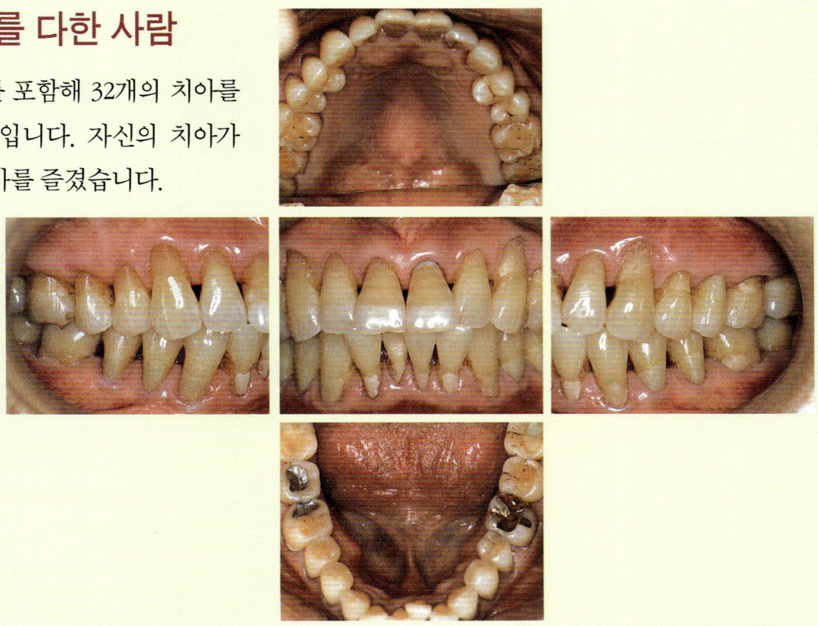

치아가 없는 사람

얼굴의 아래쪽 1/3이 치아가 있는 사람에 비해 짧아졌습니다. 그로 인한 증상은 다음과 같습니다.

- 눈이 가늘어진다
- 빰이 푹 꺼진다
- 얼굴 주름이 늘어난다
- 인중이 안쪽으로 꺼진다.
- 입가가 처진다
- 아랫입술이 앞으로 튀어나온다
- 얼굴 탄력이 없어진다

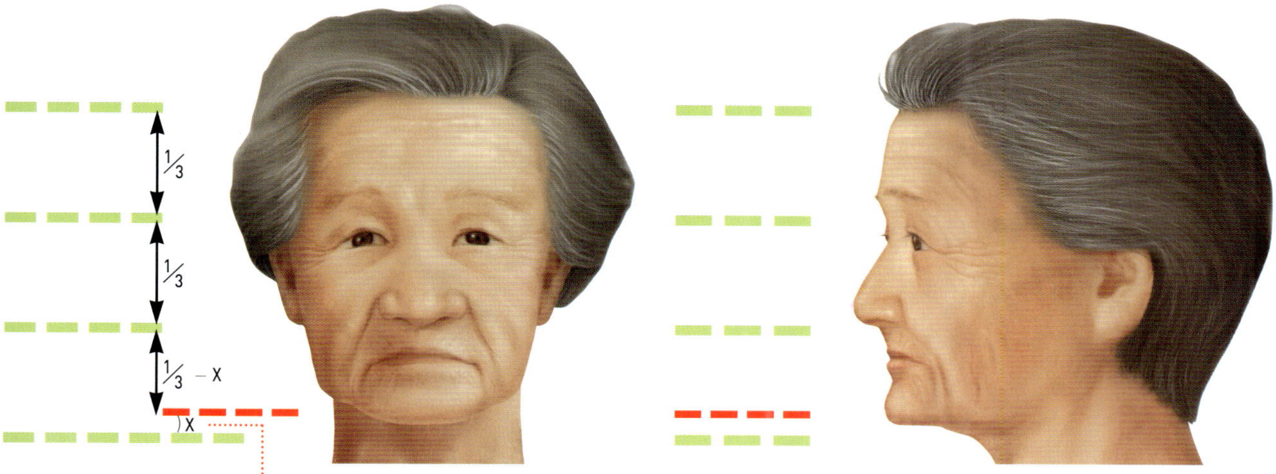

틀니 제작으로 얼굴 모양이 개선됩니다

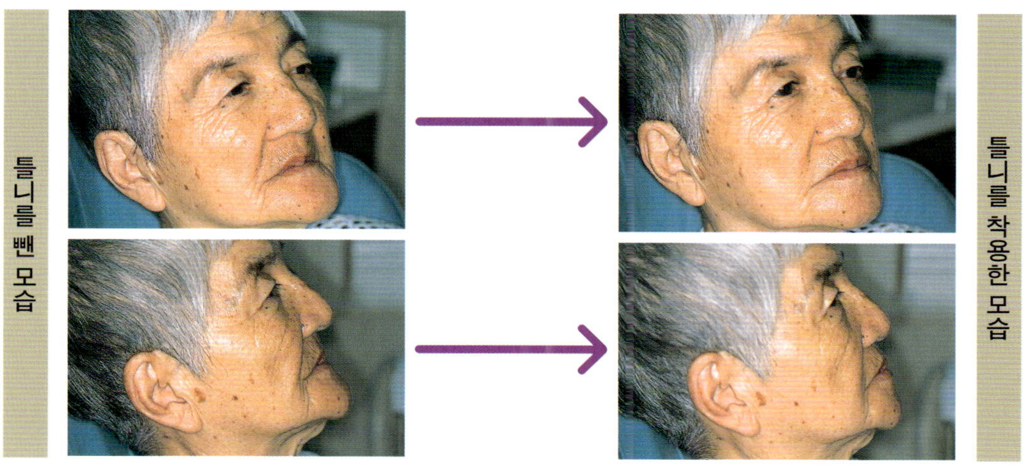

81세 여성입니다. 같은 사람이라도 틀니를 뺀 상태와 낀 상태에는 큰 차이가 있다는 것을 확연하게 알 수 있습니다. 모든 치아를 다 잃게 된다 하더라도 절대로 포기하지 말고 임상 경험을 쌓은 기량이 뛰어난 선생님을 찾고 틀니에 익숙해지도록 노력만 한다면 식사를 즐길 수가 있습니다. 틀니에 익숙해지는 건 재활훈련이라고도 할 수 있습니다. 환자분의 협력 없이 좋은 틀니를 만드는 것은 불가능합니다.

흡연은 여성의 큰 적입니다

❖ 담배는 태어나는 아기에게도 영향을 줍니다

여성의 흡연은 남성보다 그 영향이 심각합니다. 특히 사춘기에 담배를 피우기 시작하면 폐의 성장이 저해되는데, 이것은 여성에게만 나타나는 현상입니다. 임산부의 흡연은 본인뿐만 아니라 태아의 성장, 발육에 큰 장애가 됩니다. 또한 니코틴 의존증이 생기게 되면 여성은 남성보다 벗어나기 어렵습니다.

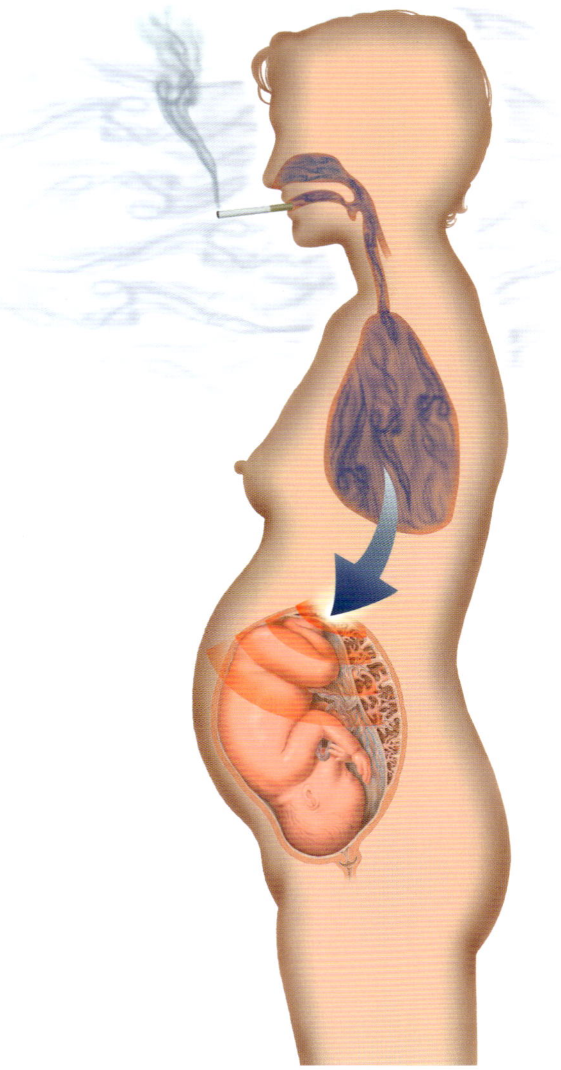

담배가 태아에 영향을 주는 메커니즘

1. 니코틴의 혈관수축작용으로 인해 모체에서 태아로 흘러가는 혈액량이 적어지게 되고, 이로 인해 태아에 산소와 영양분이 충분히 전해지지 못하게 된다.
2. 담배 연기에 포함된 일산화탄소가 신체 안으로 들어가면 혈액 속의 헤모글로빈과 결합(일산화탄소헤모글로빈 : Hb-CO), 헤모글로빈이 산소를 운반하는 것을 방해해 혈액을 저산소 상태로 만든다. 이로 인해 태아도 저산소 상태가 되는 것이다.

임산부가 담배를 피울 때마다 태아는 순간 호흡이 멈추고 질식 상태가 됩니다. 그로 인해 사산, 조산, 자연유산, 기형아나 저체중아 출산 가능성이 높아지게 됩니다. 임산부 자신이 피우지 않더라도 남편이나 가족 중에 흡연자가 있어 간접흡연을 하게 되면 마찬가지로 위험합니다.

[임산부와 태아의 영향]

임산부의 흡연은 본인뿐만 아니라 태아의 성장발육에 큰 장애가 됩니다. 비흡연 임산부라 하더라도 간접흡연에 노출되면 임신합병증, 조산, 자연유산, 기형아나 저체중아 출산 가능성이 높아집니다.

임산부가 흡연을 한다면 당연히 그 영향은 태아에까지 미칩니다. 하루에 20개비 이상 흡연을 하는 임산부는 비흡연자에 비해 자연유산 발생률이 2배 이상 됩니다. 또한 흡연으로 인해 태아 발육이 저해되어 저체중아를 출산할 가능성이 높아집니다(p25 위쪽 그림).

Butler의 연구에 따르면 임신 중 흡연에 기인하는 신체 발육 및 지능 발달 지연 정도는 임신 중 흡연 개수의 증가와 비례하며, 수학능력, 독해력, 일반적 능력도 크게 떨어지게 된다는 것을 알 수 있습니다(p25 아래 그림).

아이의 건강한 발육을 생각한다면 임신을 기회로 가족 전체가 금연을 하는 것이 가장 바람직한 일입니다.

[임산부의 흡연과 저체중아]

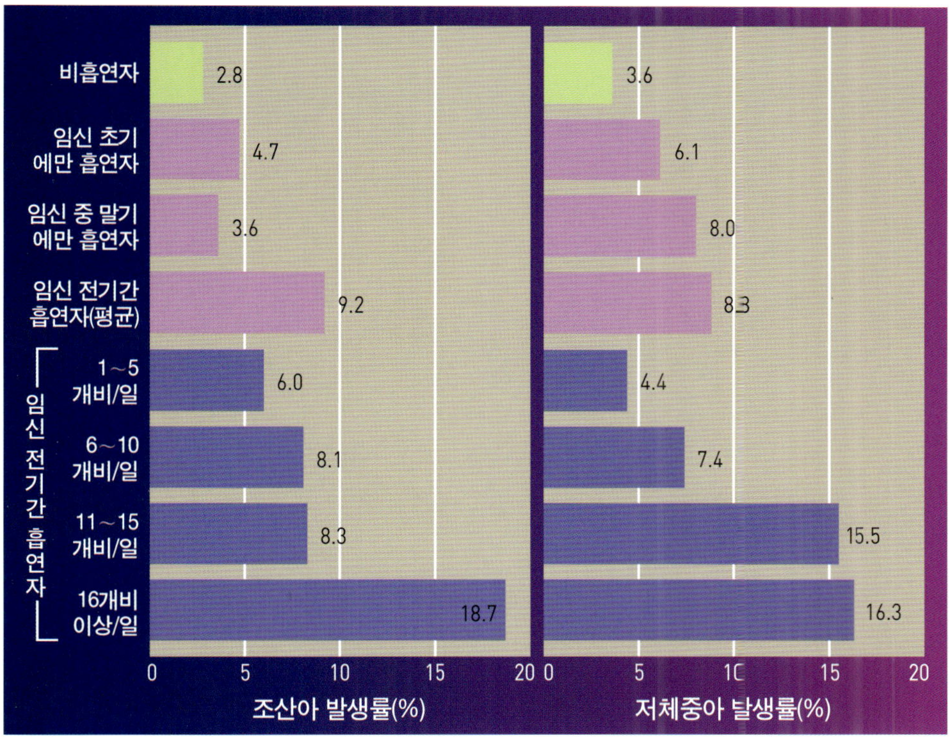

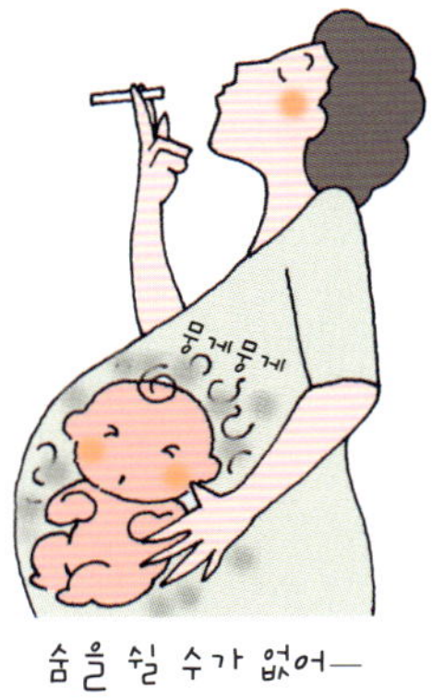

임신 중의 흡연은 저체중아 출산 가능성을 높입니다. (스즈키 마사쿠니, 1980)

[임신 중 흡연과 아이(11세)의 지능, 키와의 관계]

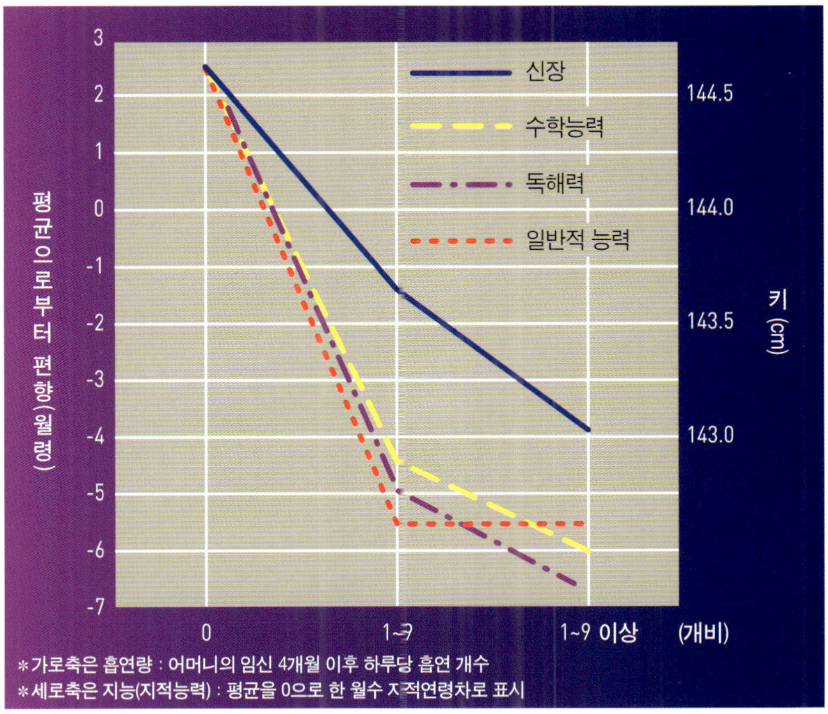

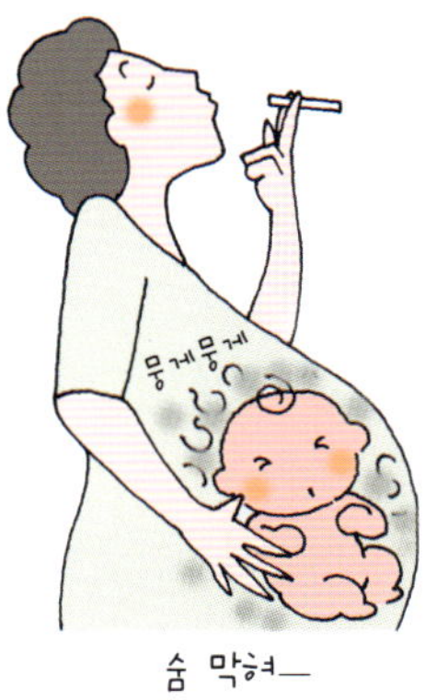

임신 중의 흡연은 아이의 신체발육, 지적발달 지연의 원인이 됩니다. (Butler, 1973)

❖ 담배를 피우지 않는 사람의 입 안

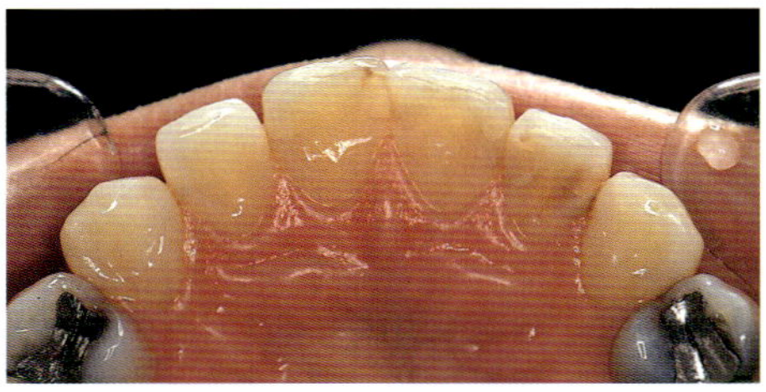

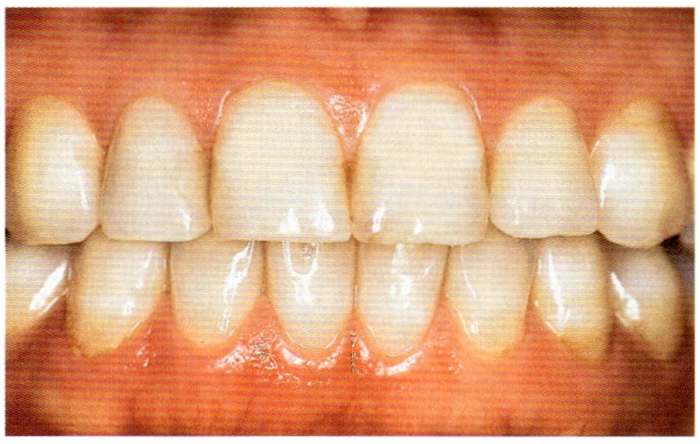

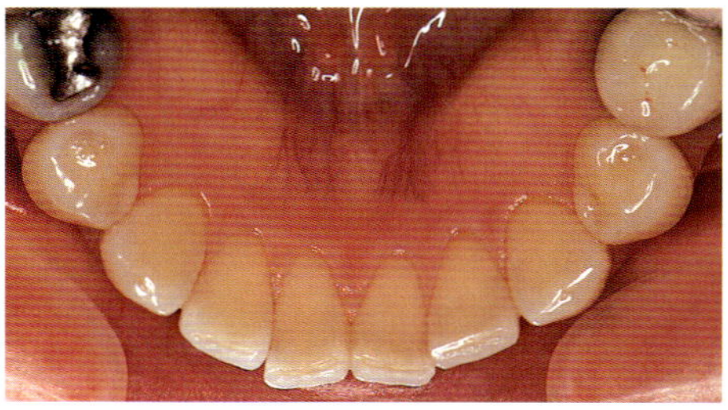

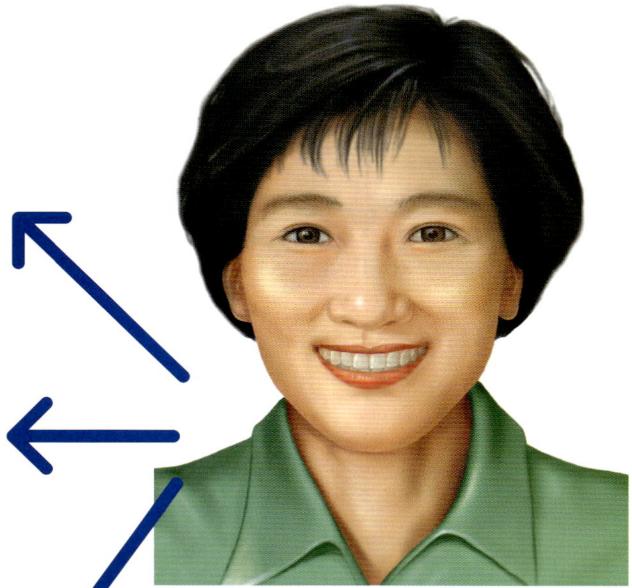

평생 아름다움을 유지하고 싶다면
적어도 담배는 피우지 말아야 합니다.

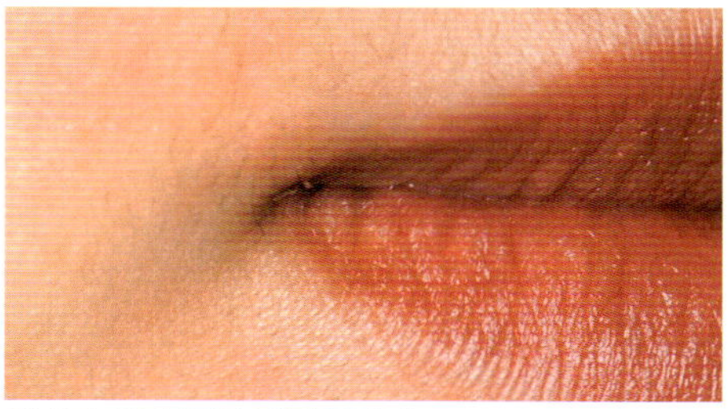

입술과 입가 모두 건강합니다.

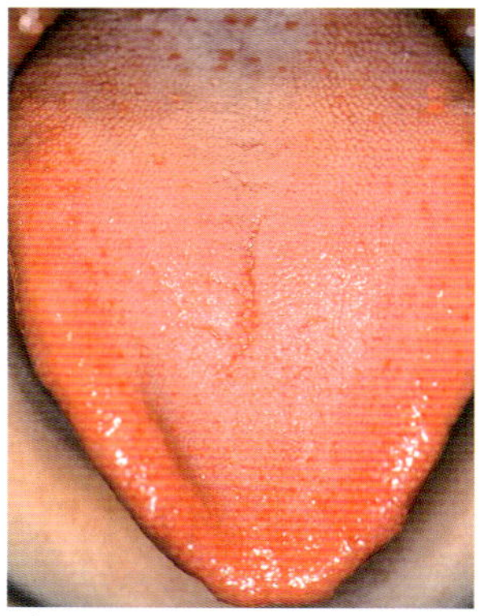

혀는 옅은 붉은 색입니다.

[담배를 피우지 않는 사람의 입 안]

위 구강 사진은 38세의 건강한 여성입니다. 구석까지 잘 손질을 해서 치아와 치주조직이 건강하게 유지되고 있습니다. 잇몸도 건강한 분홍색으로 튼튼한 외관을 보여줍니다.

혀도 옅은 붉은 색입니다. 입술과 입가도 건강합니다.

[담배를 피우는 사람의 입 안]

담배를 피우면 구강 내와 안모(얼굴 생김)에 다양한 변화가 일어납니다. 우선 숨 쉴 때 냄새가 나고(구취), 주변 사람에게 불쾌감을 줍니다. 그리고 미각과 후각이 손상됩니다. 일류 요리사 가운데 흡연자가 없는 것은 이러한 이유 때문입니다.

안모를 보면 흡연자는 피부가 나빠지고 주름과 기미도 늘어나며 노화가 빨리 진행됩니다. 입꼬리와 입술은 건조해지고 피부는 검게 됩니다. 뿐만 아니라 담배를 한 개비 피우면 비타민C 25mg을 잃어버리게 되기 때문에 피부가 더욱 거칠어지고 골 흡수가 빨리 진행되기 때문에 여성의 경우에는 특히 노화가 촉진됩니다. 평생 아름다움을 유지하고 싶다면 적어도 담배는 피우지 않는 것이 좋습니다.

구강 안쪽을 보면, 잇몸은 멜라닌 색소 침착이 진행되어(흑색증, 멜라노시스) 본래의 분홍색에서 서서히 암자

❖ 담배를 피우는 사람의 입 안

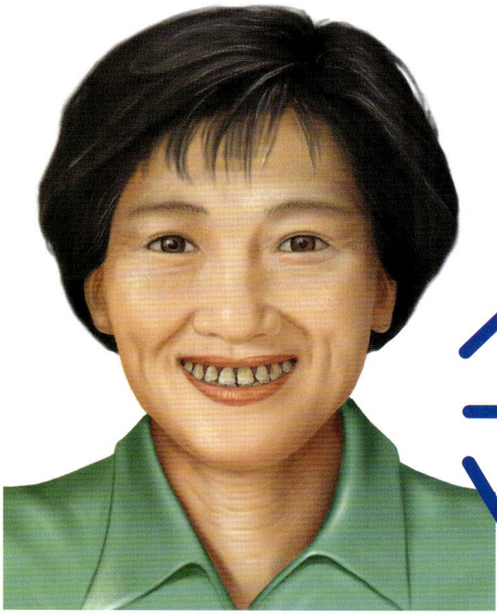

담배를 피우는 사람은 얼굴 주름과 흰 머리가 많으며 실제 나이보다 더 늙어 보입니다. 이러한 얼굴을 흡연자 안모라고 합니다.

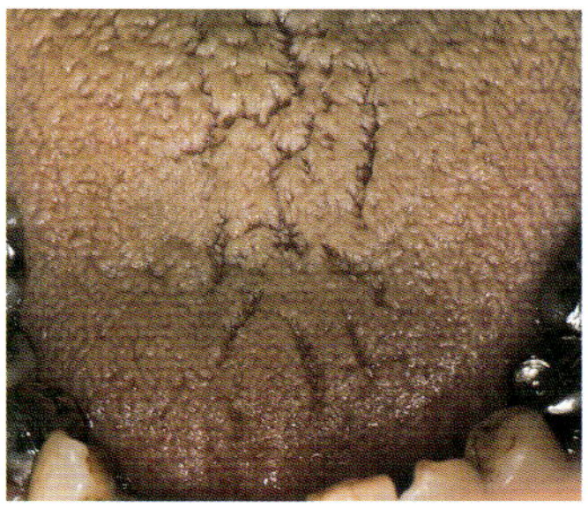

1930년에 태어난 67세 여성의 혀입니다. 혓바늘은 흡연자에게 특징적으로 나타나는 황갈색으로 물들어 있습니다. 안색도 안 좋으며, 71세부터 폐색전증 치료를 받고 있습니다.

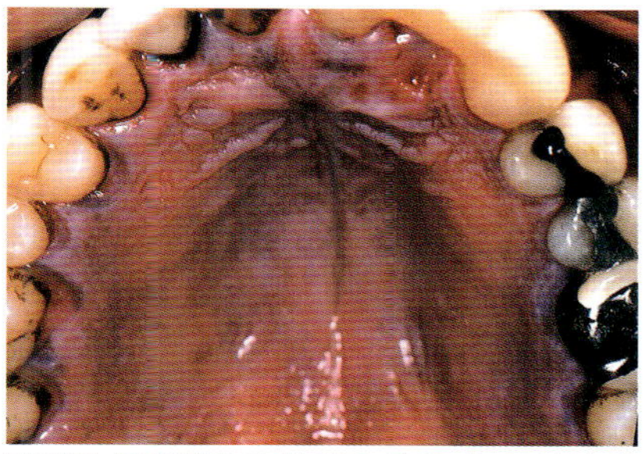

담배로 구개점막에 하얗고 작은 혹 모양의 융기가 많이 생겼습니다(흡연자 구개).

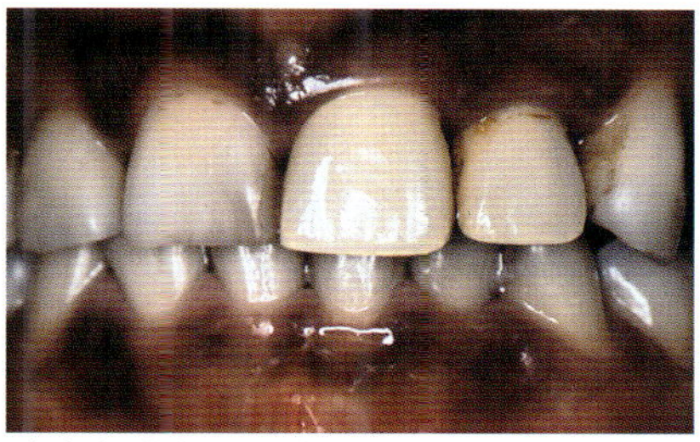

담배의 영향으로 잇몸이 검게 변색되고, 치아 표면에 타르가 잔뜩 붙어 있습니다. 아직 24세 여성인데 12세부터 흡연을 시작했습니다.

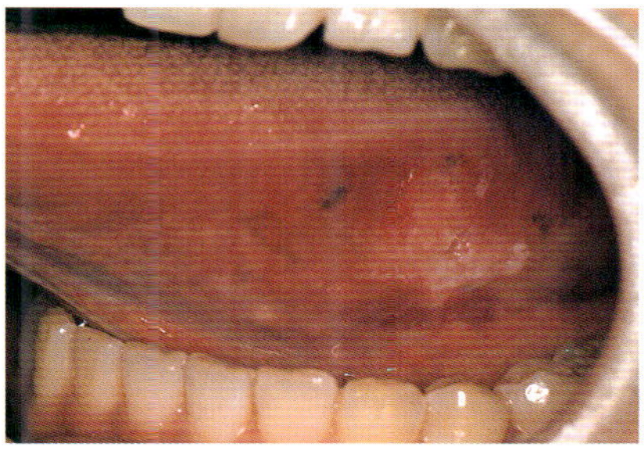

24세 여성의 혀입니다. 구강암 발생에는 흡연이 중요한 역할을 한다는 것을 확연하게 보여주고 있습니다.

색을 띄게 되고 점점 검은 색으로 변화하게 됩니다. 흡연은 담배 연기가 직접적으로 점막에 닿기 때문에 흡연자의 잇몸은 비흡연자보다 쉽게 건조해지고, 롤 상태로 말려 올라가는 경우가 많습니다. 또한 치아 표면에 달라붙은 타르는 발암 물질로 유명한 것입니다.

상악 구개점막에는 하얗고 작은 혹 모양의 융기가 많이 생깁니다. 이것을 흡연자 구개라고 합니다. 여기서 더 진행이 되면 담배 백반(백반증)이 나타납니다. 백반증은 흡연자에게서 많이 볼 수 있는 증상 중 하나로, 나중에 암으로 진행될 가능성이 큰 전암병소라고 합니다. 암인지 여부를 확실하게 알기 위해서는 대학병원 구강외과 등의 전문의를 찾아가 조직 일부를 잘라내 현미경을 통한 병리학적인 검사를 받을 필요가 있습니다.

다량의 흡연으로 혀 표면에도 큰 변화가 나타나게 됩니다. 혀 표면에는 설유두라고 하는 작은 돌기가 많이 있는데 이 유두가 이상 증식하는 경우가 있습니다. 위 사진처럼 혀 표면이 황백색, 또는 갈색의 설태로 가득 뒤덮이는 경우도 있습니다. 때로는 모양설이라고 하는 물에 젖은 털과 비슷한 모습을 띠며, 설유두 사이에 낀 세균과 음식물 찌꺼기 때문에 심한 악취와 혀 표면의 타는 듯한 통증(작열통)이 느껴지는 경우도 있습니다.

치주병이란 어떤 병인가?

❖ 치주병의 진행

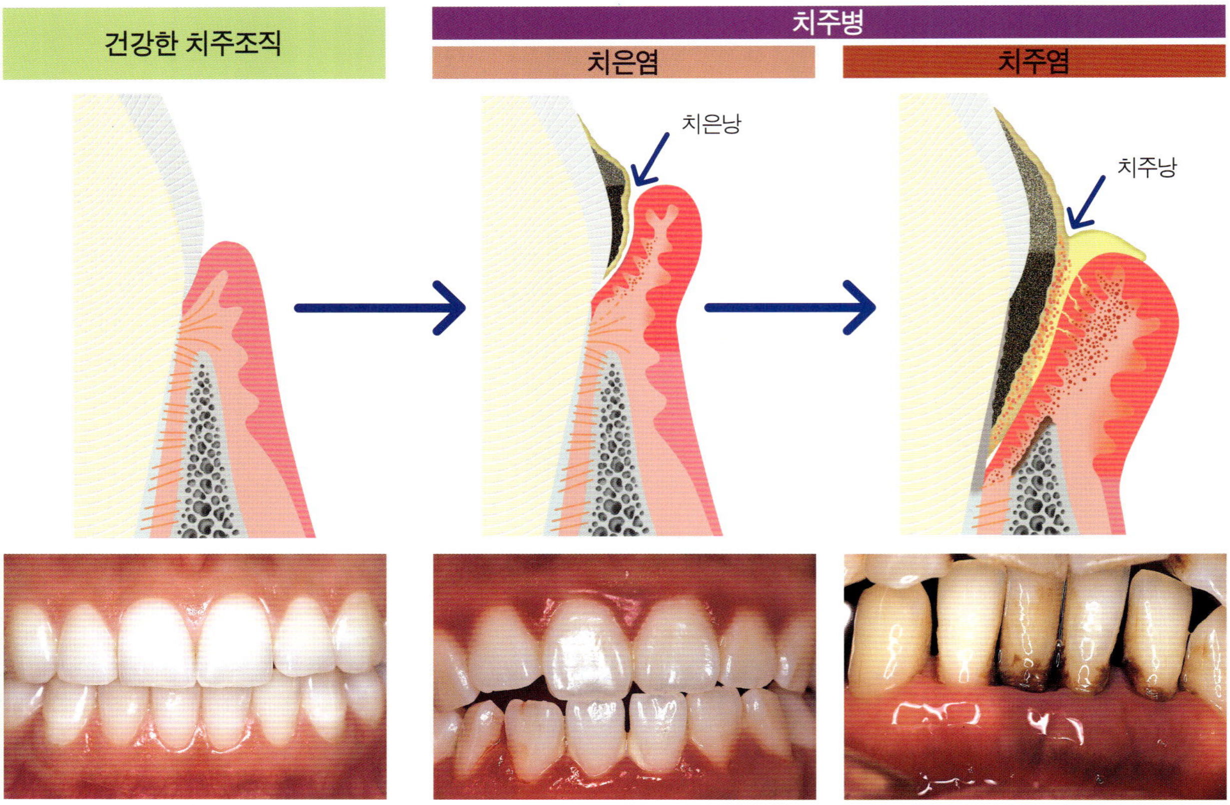

치주병은 치아를 지지하는 조직인 치주조직에 생기는 염증에 의해 발생하는 질환으로, 구강 안에 항상 존재하는 세균 가운데 특이한 세균의 혼합감염이라 여겨지고 있으며, 정도의 차이는 있지만 많은 사람들이 앓고 있습니다.

이 세균은 복잡한 공동체를 만들어 치아에 단단히 부착해 있는데, 이것을 바이오필름(치태)이라고 합니다. 치주병 초기 단계는 치아와 잇몸 사이에 있는 얕은 틈에 들어간 세균이 일으키는 치은염이라는 상태입니다. 세균 활동으로 치아와 잇몸 사이의 결합조직 연결이 파괴되면 그곳에 치주낭이 형성됩니다. 이 상태를 치주염이라고 합니다. 치주낭이 형성되면 치아를 지지하는 치조골이 흡수되기 시작해 치아는 흔들리게 되고, 마침내 치주낭 부분에서 고름이 나오게 됩니다. 이렇게 진행된 단계를 전에는 치조농루라고 불렀습니다. 여기까지 진행된 치주염을 치료해 원래의 치은과 치조골 상태로 회복시키는 것은 현재 기술로는 불가능하지만, 환자와 치과의사 및 치과위생사의 노력으로 어느 정도까지 건강한 상태를 회복시키는 것은 가능합니다.

치주염은, ① 침습성 치주염(조기 발현형 치주염, 발생빈도는 낮지만 젊은 층에서 발병하며, 진행이 매우 빠르기 때문에 놓쳐서는 안 되는 병변입니다)과 ② 치주염의 대부분을 차지하는 만성 치주염(성인형 치주염), 그리고 ③ 전신질환이 관여하는 치주염(당뇨병과 같은 전신질환에 관련된 치주염, 강한 스트레스 환경에 놓였을 때 등에 발병하는 괴사성궤양성 치은염과 치주염 등)으로 분류됩니다.

치은염과 대부분의 치주염은 적절한 치료와 정기적인 관리를 하게 되면 예후가 양호해지지만, 배경에 당뇨병이나 흡연 등의 문제가 있는 악성 치주염은 그것만으로는 좋은 치료 결과를 얻을 수가 없습니다. 그것은 병적 변화의 진행 상태에 다양한 위험인자가 영향을 주기 때문에 치료를 하기에 앞서 이 문제를 제대로 이해할 필요가 있습니다. 위험인자 가운데에서도 특히 흡연, 당뇨병, 여성 호르몬의 변화, 스트레스 등의 관여가 큽니다.

❖ 치주병의 위험인자

[국소적 인자]

- 치아의 형태(치근분지부)
- 치아간의 배열(치아뿌리가 가깝게 위치된 경우)
- 치주조직의 형태(소대 부착이상)
- 교합관계(교합 이상이나 교합습관)
- 치과의원성 치료(부적절한 수복치료 등)
- 타액선의 상태(구강건조증)
- 입으로 숨쉬기(편도비대, 아네도이드, 비염 등)
- 치태 속의 병원균(Prevotella Intermadia, Bacteroides Forsythus, Porphyromonas gingivalis) 등
- 구강위생 상태

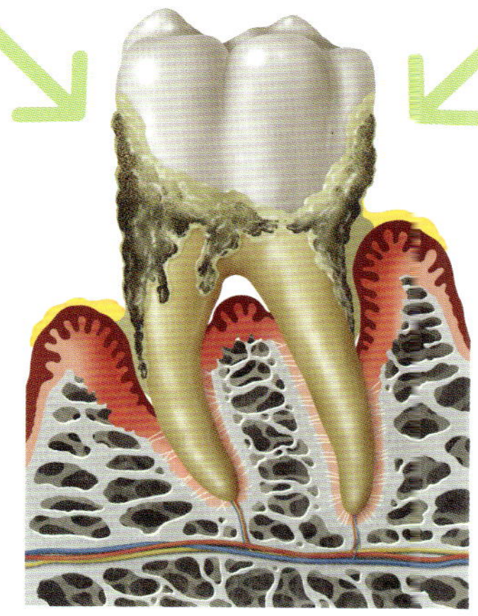

[전신적 인자]

- 유전적 질환(백혈구 기능이상)
- 내과적 질환(당뇨병 등)
- 바이러스성질환(AIDS)
- 호르몬 분비이상(여성 호르몬 변화)
- 정신적 스트레스(내분비계에의 영향)
- 흡연, 다량의 음주(골 흡수를 촉진)
- 식생활 영향(영양장애)
- 약제 복약에 따른 부작용(치은 증식, 구강건조증)
- 노화(면역력 감소)

❖ 치주병의 분류

건강한 치주조직 → (바이오필름(치태)) → 치은염

- 치은염
  - → 단순성 치은염
  - → 사춘기의 치은염 — 여성호르몬의 변화
  - → 치은의 증식성 변화 — 약제의 부작용
  - → 괴사성궤양성 치은염

치은염 → (바이오필름(치태) / 개체의 이환성) → 치주염

- 치주염
  - → 전신질환이 관여하는 치주염
  - → 만성 치주염 (완만한 진행) { 국지성 / 광범성
  - → 침습성 치주염 (급속한 진행) { 국지성 / 광범성

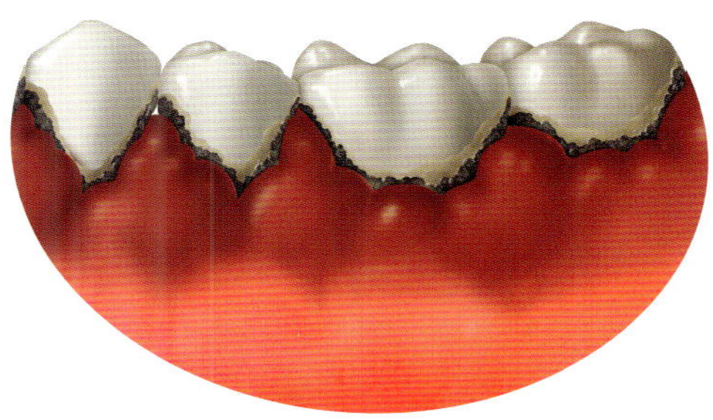

여성 호르몬과 치주병의 관계

❖ 노화에 따른 여성 호르몬, 면역력, 타액량의 변화

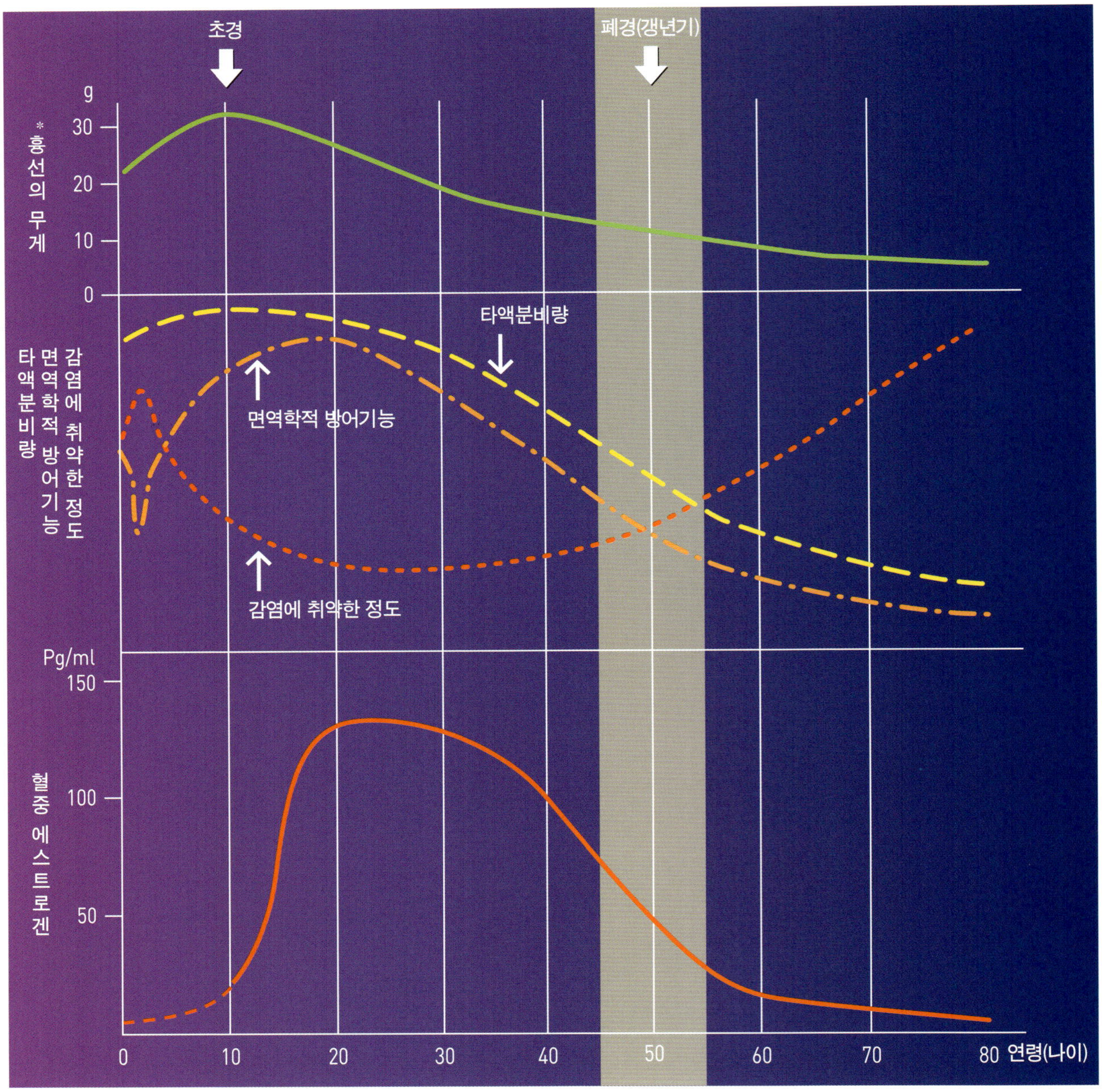

＊ : 면역에 관여하는 T세포, B세포는 흉선이라는 조직에서 만들어지는데, 흉선은 나이가 듦에 따라 그 크기가 감소합니다. 그로 인해 나이가 들수록 신체의 면역력은 서서히 저하된다고 할 수 있습니다.

여성 호르몬(에스트로겐)은 뇌에서 나오는 호르몬 지령에 따라 난소에서 분비되며, 많은 작용을 합니다. 하지만 난소의 기능은 40대 중반부터 급격하게 저하되어 에스트로겐 분비가 감소하게 됩니다. 40~50대 시기 여성에게는 신체적, 정신적으로 큰 변화가 일어나는데, 여기에 환경적 변화까지 더해져 마음과 몸에 이상이 생깁니다. 또한 이 시기에는 신체의 면역력도 약해져 감염성질환에도 잘 걸리게 됩니다.

❖ 에스트로겐과 프로게스테론이 치주조직에 미치는 영향

혈액을 순환하는 여성 호르몬이 잇몸 부분에 도달하면 치주조직에 변화가 일어납니다. 그로 인해 소량의 치태에도 강하게 반응해 치주조직의 염증반응이 과잉으로 일어나게 됩니다.

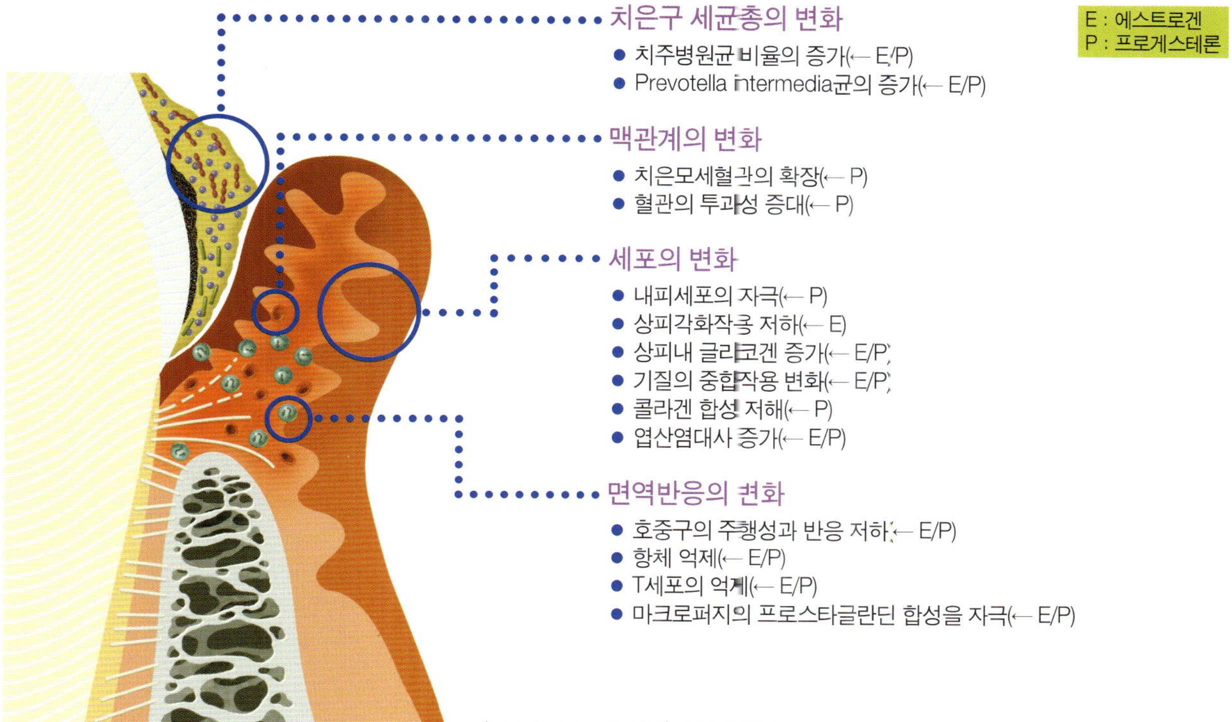

(Periodontology 2000, 6:79-87, 1994.)

여성에게는 남성과 다른 유전적 배경과 호르몬 차이 등이 있습니다. 그로 인해 구강에서도 여성 특유의 증상이 나타나게 됩니다.

여성은 인생을 살며 몇 번의 전기를 경험합니다. 10대 전반에 사춘기를 맞이하고, 나아가 결혼, 임신과 출산을 경험합니다. 그리고 40~55세 사이에 갱년기를 맞이하게 됩니다. 이러한 신체의 변화가 일어나는 시기에는 치주조직과 구강 점막에도 그 영향이 나타납니다. 신체의 건강과 구강건강 사이에는 밀접한 관련이 있는 것입니다.

치주병의 전신적 인자 가운데 호르몬 분비의 변화로 인해 여성만의 문제가 생기게 됩니다. 여성에게는 남성과 다른 유전적 배경과 호르몬 분비 차이가 있기 때문에 여성 생애의 전기에는 특히 건강에 주의를 해야 합니다.

여성이 성숙해 사춘기를 맞이하게 되면 성선자극 호르몬이 분비되기 시작하고, 뇌에 있는 하수체전엽에서 난포자극 호르몬(FSH)과 황체 호르몬(LH)이 분비됩니다. 이러한 호르몬으로 인해 에스트로겐과 프로게스테론이라는 여성 호르몬이 분비되게 됩니다.

프로게스테론은 잇몸에 분포되어 있는 혈관계에 작용해 잇몸 삼출액을 다량으로 분비시키며, 모세혈관의 내피세포를 변화시켜 염증반응을 증대시킵니다. 즉, 프로게스테론의 양이 증가하면 잇몸의 지각이 예민해지고 조그마한 자극에도 큰 반응을 보이게 되는 것입니다. 예를 들어 소량의 치태나 음식물 찌꺼기가 잇몸 끝에 부착해 있으면 그에 대해 현저한 염증 반응을 일으켜 잇몸이 빨갛게 붓고 피가 나기 쉬우며, 사람에 따라서는 통증을 느끼는 경우도 있습니다.

사춘기와 치주병

❖ 월경주기와 호르몬의 변화

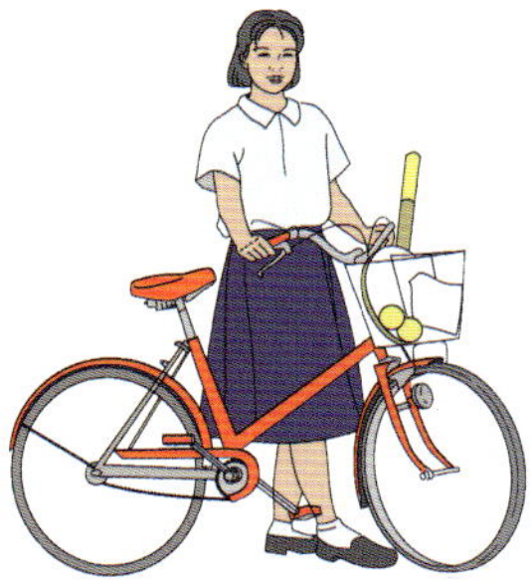

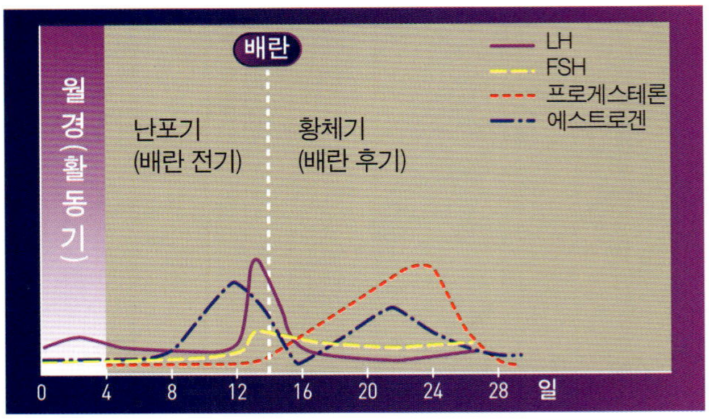

FSH : 난포자극 호르몬
LH : 황체화 호르몬

월경주기 기간 중에도 프로게스테론과 에스트로겐의 양은 계속 변화합니다.

[사춘기에 발생한 치은염]

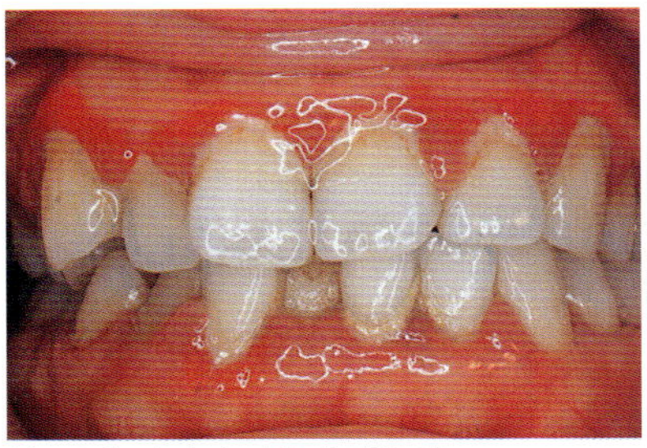

(a) 13세 여자의 사춘기 치은염

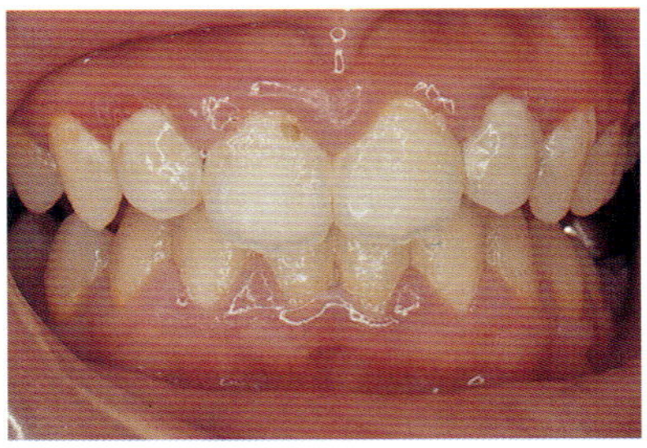

(b) 12세 여자의 사춘기 치은염

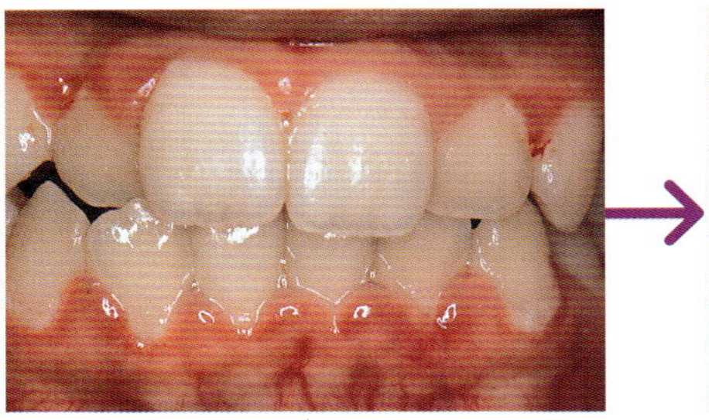

(c-1) 13세 여자. 치간유두 부분에 독특한 부종이 보입니다.

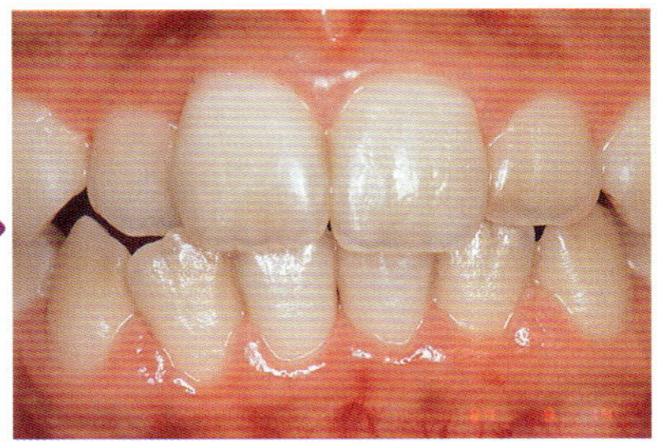

(c-2) 전문가의 구강위생관리 지도와 환자의 협조로 치은염 증상이 개선됨

사진 a는 13세, 사진 b는 12세 여자입니다. 둘 다 이를 잘 닦지 않아 치은염 증상이 있었는데 초경에 따른 여성 호르몬의 변화가 염증에 큰 영향을 주고 있는 것을 알 수 있습니다.

사진 c-1은 초경이 막 시작된 13세 여자의 치은염입니다. 이러한 치은염도 주요 원인은 바이오필름(치태)이므로, 바이오필름 제거를 제대로만 해주면 사진 c-2처럼 건강하게 회복할 수 있습니다. 사춘기의 치은염은 같은 또래 남자들에게선 일반적으로 보이지 않습니다.

환자에 따라서는 월경이 시작되기 3~4일 전에 잇몸이 붓거나 출혈, 통증을 호소하는데, 이것도 프로게스테론의 양이 잇몸조직 내에 증가하여 나타나는 증상입니다. 월경 시에 일어나는 치은염은 보통 월경이 시작되기 조금 전에 나타나 월경이 시작되면 증상이 완화됩니다.

이러한 증상은 여성 호르몬 양이 감소함에 따라 나아지지만, 이 시기에 구강위생관리에 신경을 쓰고 정기점검을 받음으로써 잇몸염증이 깊은 조직으로 파급되지 않도록 해야 합니다.

임신기와 치주병

❖ 임신기의 호르몬 변화

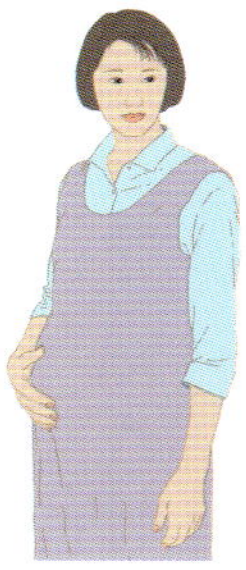

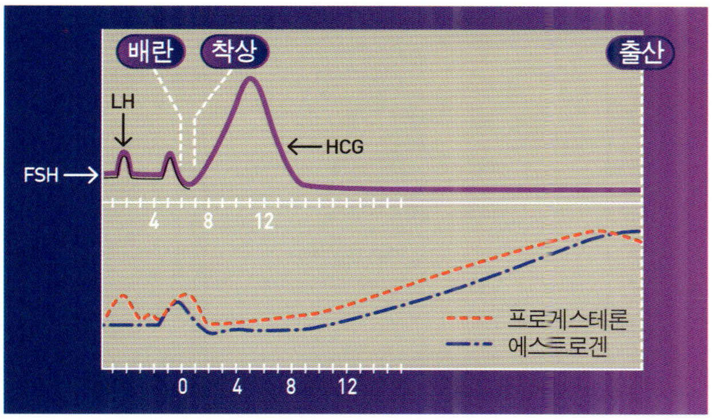

FSH : 난포자극 호르몬
LH : 황체 호르몬
HCG : 융모성 고나도토로핀
(Human chorionic gonadotropin)

착상이 되면 태반의 발육에 따라 황체가 에스트로겐과 프로게스테론을 생산합니다.

(Periodontology 2000, 6:79-87, 1994.)

[임신기에 보이는 잇몸의 변화]

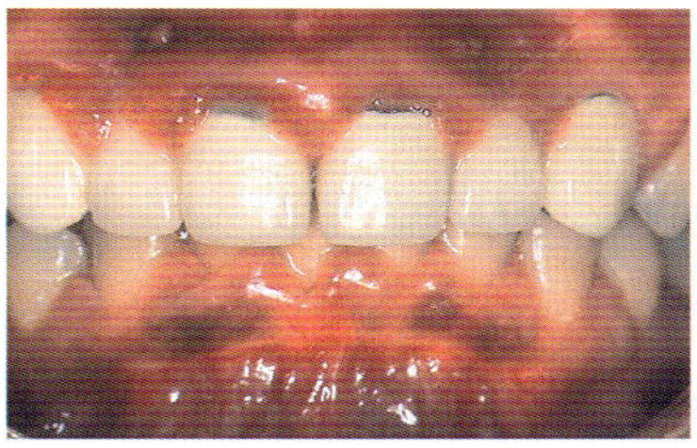

(a) 29세 여성의 임신 6개월 때의 잇몸 질환

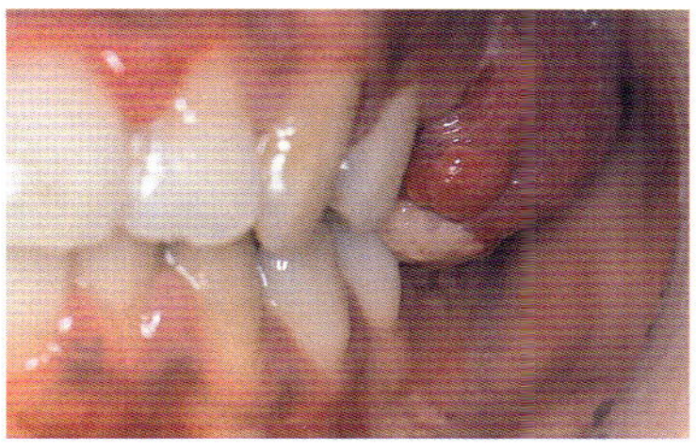

(b) 23세 여성의 임신 7개월 때의 상악좌측대구치부의 임신성 잇몸종. 치아가 완전히 덮여 있습니다.

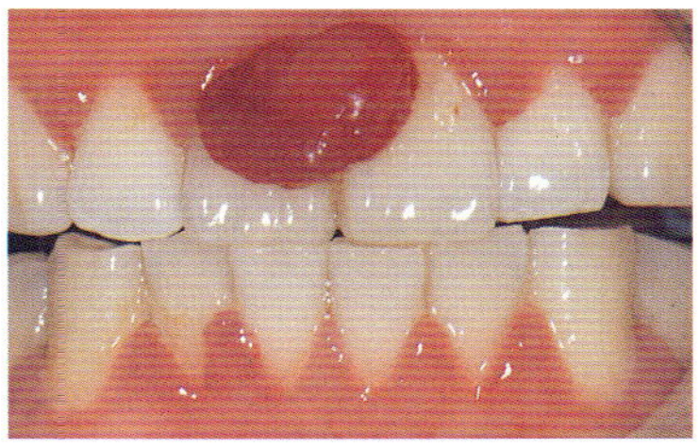

(c) 31세 여성의 임신 9개월 때의 임신성 잇몸종. 치은염도 보입니다.

임신기에는 치아와 잇몸 모두 신체의 다른 조직과 마찬가지로 다양한 영향을 받습니다.

임신으로 인해 프로게스테론과 에스트로겐의 농도가 올라갑니다. 그리고 임신 12~13주차에 걸쳐 잇몸 아래 부분의 세균층은 크게 변화합니다. 특히 프레보텔라 인터메디아(Prevotella intermedia) 라는 세균은 임신 초기의 5배까지 증가합니다. 이 균의 증가는 여성 호르몬의 농도 상승과 관련이 있는 점으로 볼 때 이 균은 잇몸속으로 분비되는 여성 호르몬을 영양분으로 섭취해 증식하는 것으로 보입니다.

임신기의 치은염은 아주 소량의 치태나 치석에도 과민하게 반응하는 것이 특징으로, 독특한 잇몸의 발적, 종창과 출혈을 볼 수 있습니다. 이것은 잇몸내의 프로게스테론 증가로 인한 것입니다.

임신하기 전부터 구강 안의 청결이 유지된 경우에는 이러한 치은염은 일어나지 않지만, 불결하게 관리하거나, 이전에 치은염 혹은 치주염에 걸린 부위는 임신을 계기로 재발하는 경우가 많으며, 그 일부는 침습성 치주염으로 옮겨가기도 합니다. 임신 전에 잇몸이 붓거나 출혈 등 염증 증상이 보이면 임신 후에 중증 치주병으로 진행될 가능성이 있으므로 제대로 치주치료를 받아두는 것이 좋습니다.

임신기에 볼 수 있는 잇몸의 변화는 가벼운 치은염(사진 a)에서부터 임신종(사진 b, c)까지 다양하지만, 이러한 염증성 변화는 기본적으로는 세균(바이오필름)이 주요 병적 인자가 되어 일어나는 것으로, 여성 호르몬은 그 보조적인 인자에 불과합니다. 따라서 이러한 치주병을 치료할 때의 기본은 어디까지나 구강내 자극 인자 제거를 주체로 한 치태관리입니다. 입덧 등이 너무 심하지 않다면 검사를 받고 전문적인 치아위생관리(전문가 치태관리)와 충치 예방을 위한 불소도포 시술을 받아 청결하고 건강한 구강을 확립하는 것이 태아의 건강에도 도움이 됩니다.

갱년기와 치주병 – 치주병과 골다공증과의 관계 –

❖ 갱년기와 호르몬의 변화

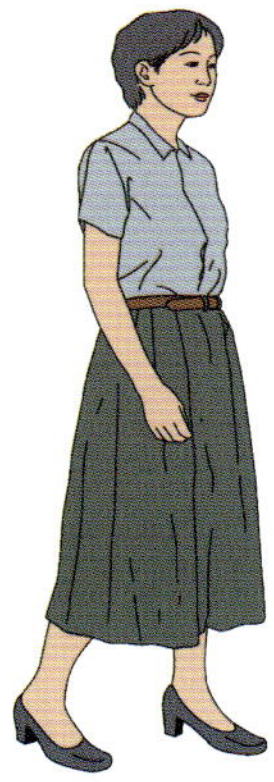

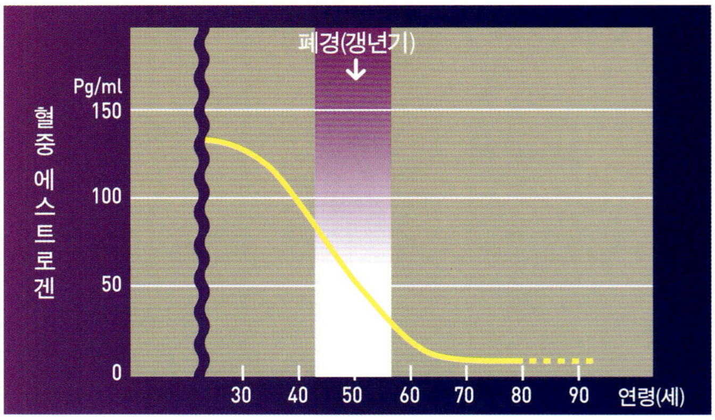

40세가 넘어가면 월경주기가 변화하는 시기가 5~6년가량 지속된 뒤 에스트로겐 수치가 저하하며 최종적으로 폐경을 맞이하게 됩니다. 장기간의 에스트로겐 결핍 증상이 이어지면 다양한 증상과 장애(소위 말하는 갱년기 장애)가 나타나게 됩니다.

❖ 치주병은 골다공증으로 인해 진행이 빨라집니다

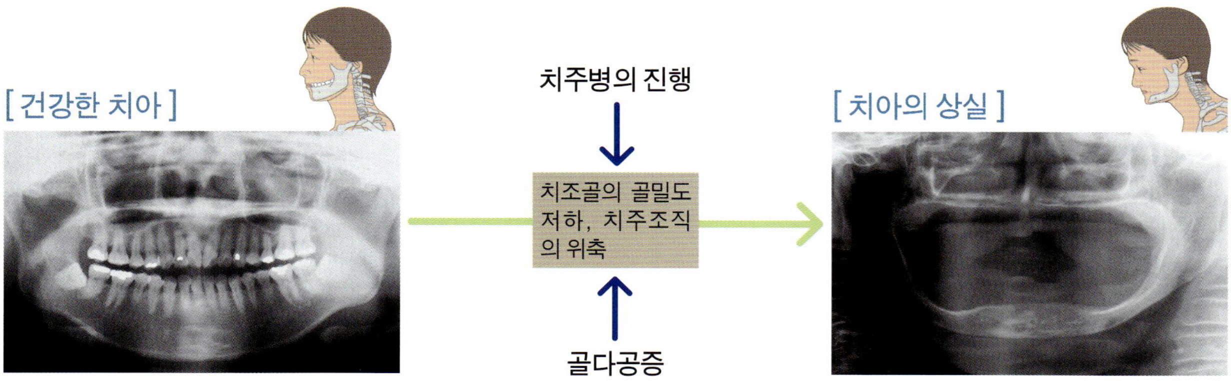

갱년기가 되면 입 안에도 다양한 증상이 나타나게 됩니다. 우선 잇몸 부분이 아프거나 타는 듯한 느낌이 들기도 하고 미각에 이상이 일어납니다. 또한 이 시기에 타액 분비가 현저히 감소하는 구강건조증을 호소하는 여성도 많습니다. 쇼그렌 증후군이라는 눈물선과 타액선의 분비 저하를 주로 증상으로 하는 병이 있습니다. 이 병은 전 증례의 90% 이상이 40~60대의 여성에 집중되어 있습니다. 의외로 많은 병이니 눈이나 구강의 건조가 신경이 쓰인다면 안과나 구강외과를 찾아 검진을 받는 것이 좋습니다(p48 참조).

조금 드문 경우지만, 갱년기성 치은구내염이 일어나는 사람도 있습니다. 이 병상은 잇몸이 건조해지고 번쩍번쩍 빛나는 느낌이 들며 쉽게 출혈이 나타나고 잇몸의 색깔은 창백한 빛부터 선홍색까지 개인에 따라 차이가 다양합니다.

갱년기를 최대한 쾌적하게 보내기 위해서도 전문가 구강위생관리와 더불어 집에서도 꼼꼼하게 구강 내 청결을 유지하는 것이 매우 중요합니다.

골다공증과 치주병의 관계에 대해서도 최근 미국 치주학회에서 발표가 나왔습니다. 그에 따르면 건강한 여성에 비교해 골다공증에 걸린 여성은 치주조직의 위축 경향이 강하며, 치아를 지지하는 뼈의 골밀도가 낮다고 합니다. 또한 60명의 갱년기 여성에 대해 치주조직의 상태, 요추, 대퇴골, 하악골의 골밀도를 측정한 연구 결과에 따르면 골감소의 정도와 치아의 상실이 관계가 있다는 지적이 나왔습니다(Jeffcoat : Osteoporosis vol.2 2nd ed., Academic Press, 2001.).

❖ 골다공증을 동반하지 않은 만성 치주염

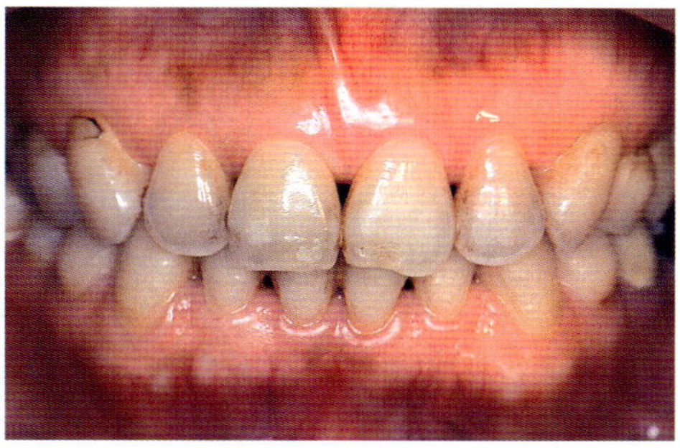

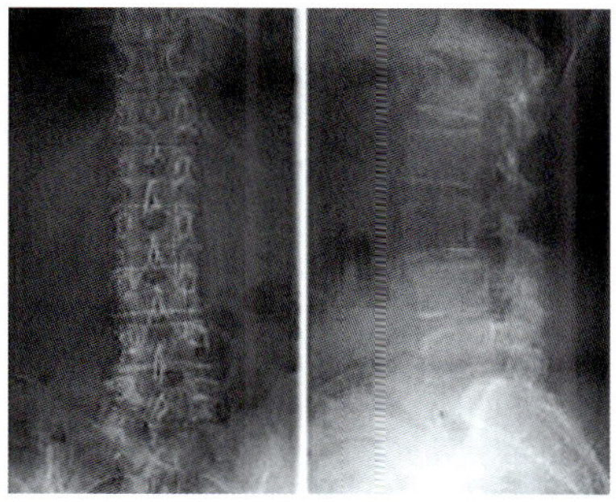

요추골 위축도 : Grade 0
요추골밀도 : 1.045g/cm^2
Young ref. : 100.5%

* 유년 성인 평균치 : 여성의 평생 골밀도 변동은 20~44세까지는 거의 일정합니다. 이 시기의 골밀도를 유년 성인 평균치라고 합니다. 이것을 100%로 보면 70~80%는 골량 감소에 해당하며, 70% 미만이 되면 골절이 쉽게 일어나게 됩니다.

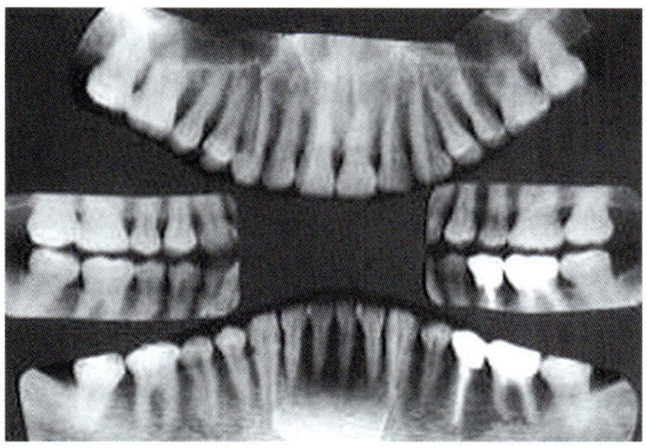

이 증례는 56세 여성으로, 전형적인 골다공증을 동반하지 않은 경도의 만성 치주염입니다.

골다공증 진단 결과는 요추골 위축 0도, 요추골밀도 1.045g/cm^{2}으로, 유년 성인 평균치* (Young reference)에 대한 비율은 100.5%였습니다.

골다공증을 동반하지 않는 만성 치주염 진단을 받고 일반적인 치주 치료가 이루어졌습니다.

❖ 골다공증을 동반한 만성 치주염

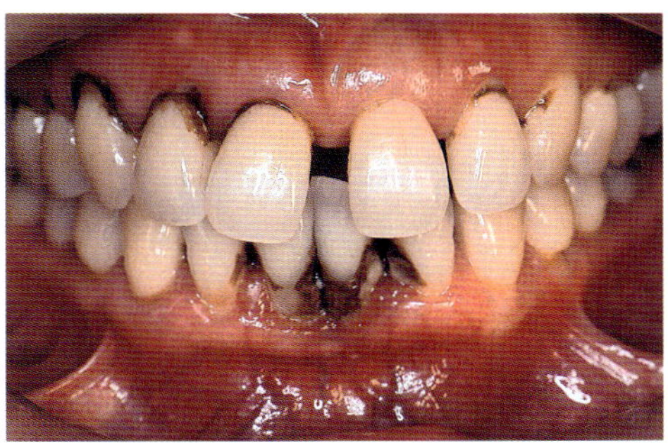

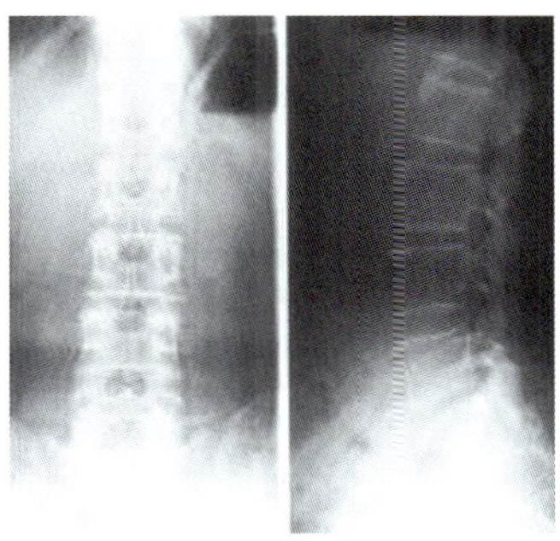

요추골 위축도 : Grade 1
요추골밀도 : 0.673g/cm^2
Young ref. : 62.4%

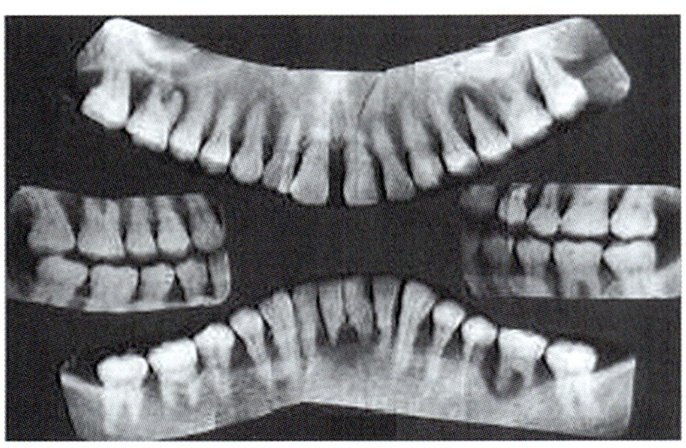

이 증례는 59세 여성으로, 전형적인 골다공증을 동반한 중도의 만성 치주염입니다.

골다공증 진단 결과는 골다공증에 대한 자각증상은 없지만 요추골 위축 1도, 요추골밀도 0.673g/cm^{2}으로, 성인 평균치에 대한 비율은 62.4%(70% 미만이 골다공증)로, 골다공증이라는 진단을 받았습니다.

골다공증을 동반하는 만성 치주염이라는 진단 하에 골다공증 치료와 병행해 치주 치료가 이루어졌습니다.

이러한 증례에 있어서는 의사와 치과의사 쌍방이 협력해 치료를 할 필요가 있습니다.

치주병을 유발하는 위험인자를 알아두자

❖ 여성의 생애 단계별 치주병

생애 단계	치주병	병인	국소 변화	치료법
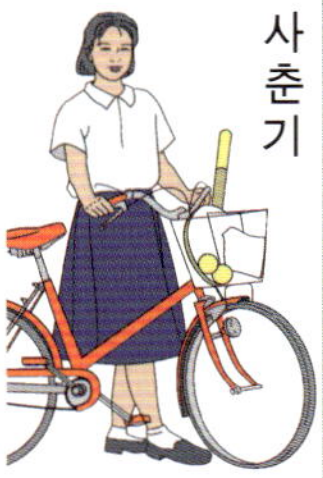 사춘기	사춘기의 치은염	1. 여성 호르몬의 분비 2. *P.i.*균의 국소 증가	1. 치은 부종(염증성 변화) 2. 치태에 쉽게 염증이 생김	1. 구강위생 지도 2. 스케일링, 필요하다면 잇몸 치료
	침습성 치은염 (유년성 치주염)	1. 유전적 배경 2. 호중구의 결함 3. 잇몸 아래쪽 세포군의 변화	1. 제1대구치와 전치부의 골 흡수 2. 치석 침착이 적음 3. 외견상 염증 증상은 적음	1. 세균 검사 2. 항생물질 요법 3. 구강위생 지도 4. 적극적인 외과적 요법
청년기	침습성 치주염 (중도 진행성 치주염)	1. 여성호르몬 분비의 변화 2. 유전적 배경 3. 호중구의 결함 4. 잇몸 아래쪽 세포군의 변화 5. 유년성 치주염에서 이행	1. 잇몸의 염증 증상이 현저 2. 급속한 치조골 흡수 3. 치아의 동요	1. 세균 검사 2. 필요에 따라 항생물질 요법 3. 스케일링, 잇몸치료 4. 잇몸수술 5. 3개월마다 재진료
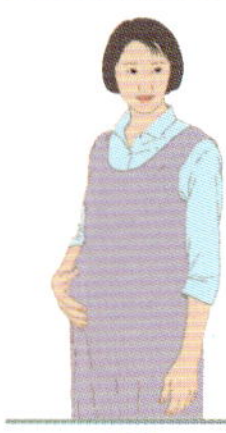 성인기	임신성 치주염	1. 여성 호르몬 분비량 증가 2. *P.i.*균의 국소 활동이 활발해진다	1. 잇몸의 염증성 변화 2. 임신종 3. 치아의 동요 4. 치태에 쉽게 염증이 생김 5. 임신 8개월경까지 염증이 현저하며, 9개월부터 사라진다.	1. 치과의와의 연계 2. 구강위생 지도 3. 스케일링, 잇몸치료 4. 3개월마다 재진료
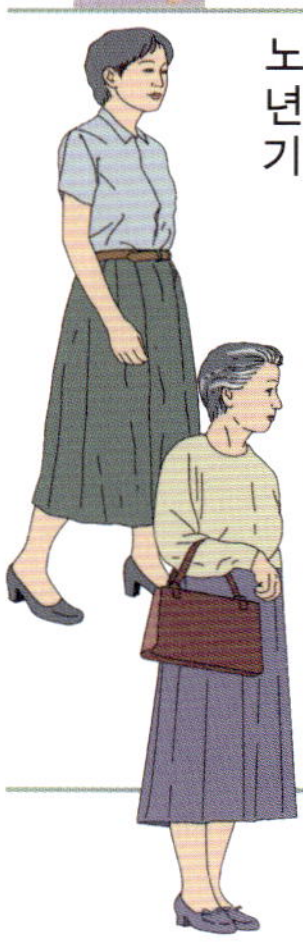 노년기	만성 치주염 (다양한 위험인자와 전신질환의 영향을 받는 치주염)	1. 치주병원균(*P.g.*균, *A.a.*균, *P.i.*균, *B.f.*균) 2. 흡연, 호르몬 분비량 변화, 스트레스 등의 영향 3. 당뇨병 등 전신질환의 영향 4. 복용 약제의 영향	1. 일반적인 치주염 증상에 더해 전신질환의 영향이 치은과 치주조직에 반영된다. 2. 복약 부작용으로 인한 잇몸 증식과 구강건조증상	1. 표준적인 치주 치료 2. 전신질환에 대한 치료 3. 스트레스 감소 4. 흡연자는 금연 5. 위험인자에 따른 재진료 설정
	갱년기성 치은구내염 만성치주염 치근노출에 따른 문제	1. 여성 호르몬의 분비량 감소 2. 칼슘 흡수율 저하 3. 소변을 통한 칼슘 배설량 증가	1. 악골의 골감소증, 골다공증 2. 치아의 상실 경향 증대	1. 표준적인 치주 치료 2. 호르몬 보충 요법 3. 칼슘, 비타민D의 보급 4. 운동 요법

*P.i.*균 : 프레보텔라 인터메디아균
*A.a.*균 : 악티노바실루스 악티노마이세템코미탄스
*P.g.*균 : 포르피로모나스 진지발리스균
*B.f.*균 : 박테로이데스 포사이더스균

여성의 생애 단계는 여성 호르몬의 성쇠에 따라 크게 좌우됩니다. 우리나라의 평균수명이 점차 증가하고 있지만 이것은 갱년기 이후 삶의 질을 향상하는 것이 중요한 테마가 되었다는 것을 의미합니다.

구강건강도 삶의 질을 유지, 향상하기 위해 절대불가결한 조건 중 하나입니다. 식사를 맛있고 즐겁게 즐긴다는 것은 평범한 것처럼 보이지만 사실은 매우 중요한 일입니다.

여성의 각 생애 단계와 치주병에 대해 그 특징을 위의 표와 같이 정리해 보았습니다. 젊을 때부터 현명하게 관리하는 것이 노후의 행복으로 이어집니다.

❖ 치주병의 치료에 있어 진단 · 평가에 필요한 자료

치주병 · 치아 우식 위험도 차트

진찰일 년 월 일

진찰일 년 월 일

진찰일 년 월 일

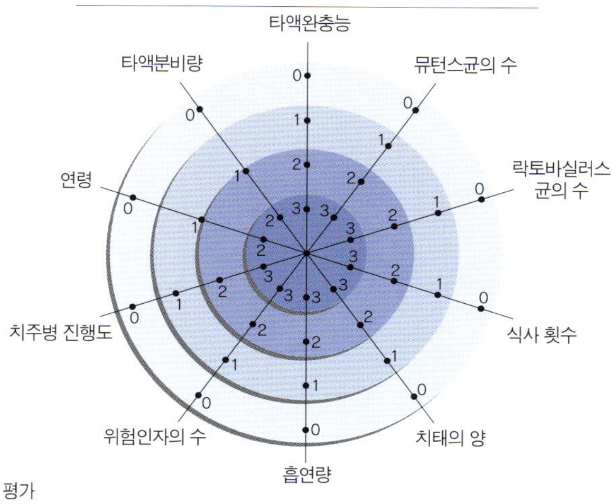

평가

당신의 기초 데이터

년 월 일

· 생년월일 년 월 일 세 남 녀						
· 치아의 형태	Y	N	· 치아의 근접		Y	N
· 부정교합	Y	N	· 이상교합		Y	N
· 불량의료	Y	N	· 입호흡		Y	N
· 정신적 스트레스	Y	N	· 호르몬 이상		Y	N
· 유전적 요인	Y	N	· 내과적 요인		Y	N
· 복약(상용약)	Y (				)	N
· 뮤턴스균의 수		0	1	2		3
· 락토바실러스균의 수		0	1	2		3
· 타액완충능		0	1	2		3
· 치주병원균의 수		0	1	2		3
· 치주병의 진행도		0	1	2		3
· 식생활(음식 횟수)		3	4	5		6 이상
· 흡연량	1일 (흡연한 횟수	개비 × 365 ×	년 =	개비)		
· 기타						

치주염 차트

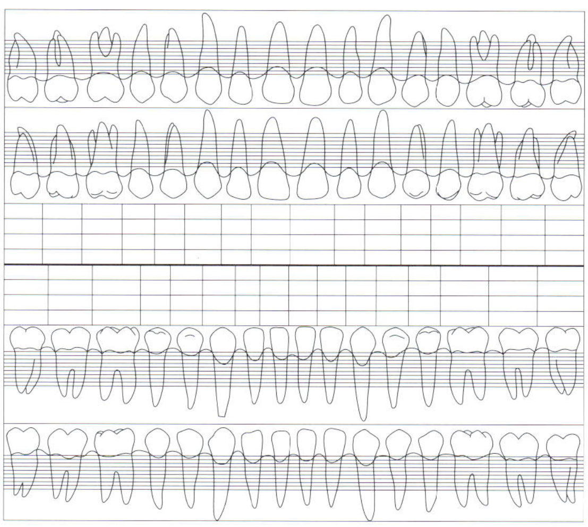

좌측 상단 : 치주병 · 치아우식의 주요한 수치를 기입하는 원 그래프

우측 상단 : 치주병 · 치아우식의 위험인자 기초 데이터

좌측 : 치주병의 진행 상태를 기입하는 차트

치주병의 발생과 진행에는 다양한 위험인자가 크게 관여하고 있습니다. 치주병의 치료를 진행하는 데에 있어서는 개개 환자에 따라 치주병을 일으키는 요인을 조사하는 것이 중요합니다. 환자의 기초적인 데이터를 근거로 차트에 각각 항목에 대한 평가를 기입합니다. 그렇게 하면 어디에 문제점이 있는지 쉽게 알 수 있습니다. 그런 다음 개선해야 할 항목에 대해서는 중점적으로 지도해 일상생활 속에 반영되게 하는 것입니다.

한편, 치과에서는 이 평가를 참고로 전문가 구강위생 관리와 자가 구강위생 관리 처방을 합니다.

치주병 예방과 치료

❖ 치주병의 위험인자와 예방방법

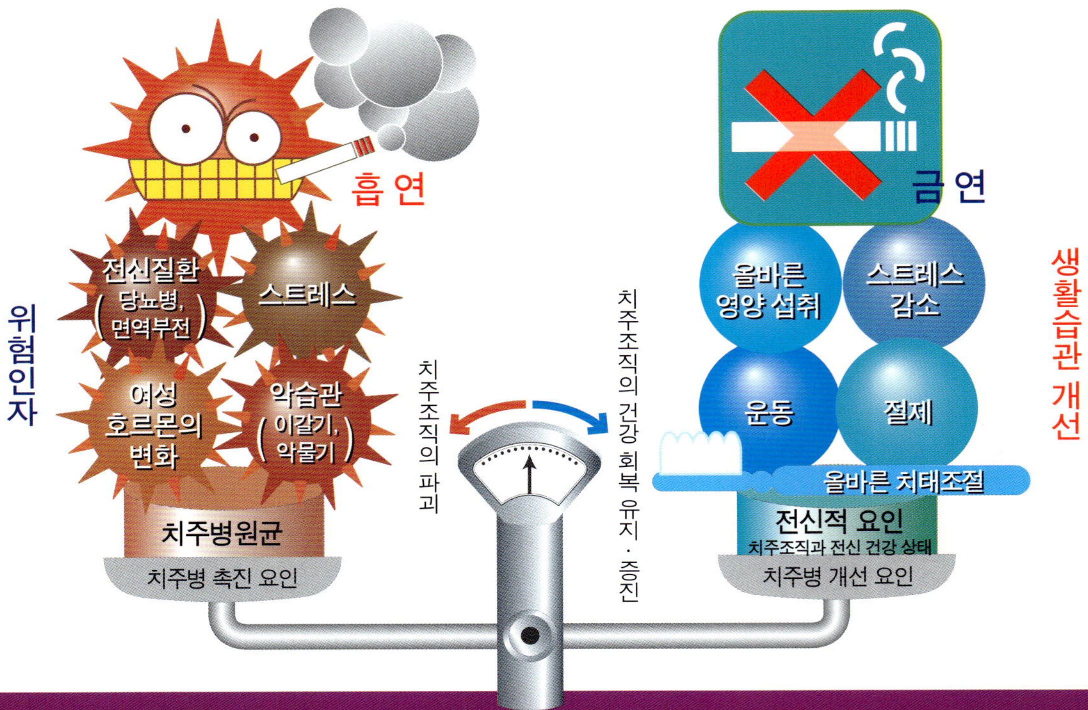

저울이 왼쪽으로 기울면 치주병이 진행됩니다.
다양한 위험인자가 저울을 왼쪽으로 기울게 합니다.
그리고 치주병의 가장 중대한 위험인자는 흡연입니다.

치주병은 바이오필름 감염증이라 여겨집니다. 바이오필름이라는 것은 세균이 증식하는 형태 가운데 하나입니다. 구강 내에 세균이 생산하는 점착성 다당류가 치면을 덮게 되면 그 위에 혈액성분이나 세균이 여러 겹으로 부착해 세균이 모여 사는 공동체가 형성됩니다. 이것을 바이오필름이라고 합니다. 치태는 전형적인 바이오필름의 하나입니다.

치주병의 치료 원칙은 바이오필름(치태)을 기계적으로 제거하고 치주조직의 환경을 개선하는 것인데, 이와 동시에 생활습관을 개선함으로써 치주병을 악화시키는 위험인자를 가급적 줄이는 작업, 혹은 개선하는 작업도 필요합니다.

치과에서 이루어지는 잇몸치료(스케일링, 치근활택술, 잇몸수술 등)를 통한 바이오필름의 기계적 제거 효과는 일시적인 것으로, 얼마 지나지 않아 다시 바이오필름이 치면에 부착하게 됩니다. 따라서 환자가 평소에 꼼꼼하게 손질을 해주는 것이 성숙한 바이오필름의 형성을 막는 데 중요한 역할을 합니다. 즉, 환자 자신이 치료의 협력자로서의 역할(자가관리)을 다해줄 필요가 있는 것입니다.

나이가 듦에 따라 혹은 진행된 치주병의 치료 결과 치아와 치아 사이에 생긴 공간이나 스스로 칫솔질하기 힘든 부위는 아무리 노력해도 바이오필름을 제거하기 어렵습니다. 정기적으로 치과를 찾아 그러한 부위의 바이오필름을 제거해줄 필요가 있습니다. 그와 함께 치과에서 생활습관 개선을 위한 충고를 듣고 새로운 문제가 발생(예를 들어 치근면 우식 발생, 출혈부위나 치아의 흔들림 증대 등)했을 경우에 치료를 받을수도 있습니다.

❖ 치태조절(바이오필름의 기계적 제거)

치태(바이오필름)는 다양한 종류의 세균 집단입니다. 치아와 같은 색이기 때문에 치면 착색제로 구분해낼 수도 있습니다. 환자 한 명의 상태를 자세히 검사, 진단하고, 개인에게 적합한 치태조절 프로그램을 세워 지도와 치료에 들어갑니다.

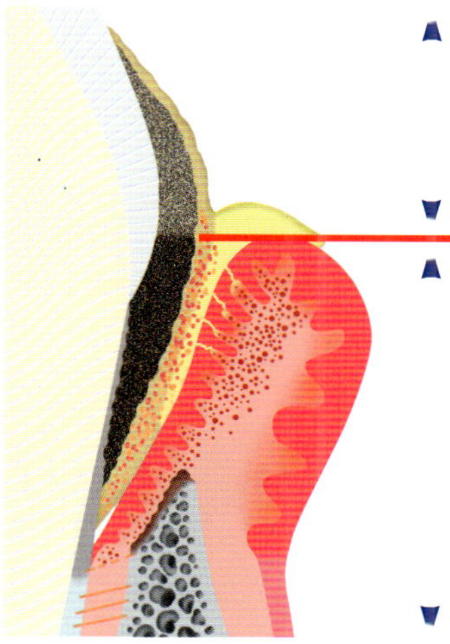

잇몸 위쪽 치태조절 (환자의 역할)
- 치솔질
- 치실이나 치간 칫솔로 청소
- 구강청정제
- 약용 치약

(치과의 역할)
- FMTC*
- 치면 침착물의 제거
- 식사지도
- 치과치료를 통한 구강환경 개선
- 틀니 손질 지도 등

잇몸 아래쪽 치태조절
- 치석제거(스케일링)
- 치근활택술
- 항균제 사용
- 잇몸 수술 등

* PMTC : Professional Mecharnical Tooth Cleaning의 약자. 전문가에 의한 치아청소를 의미함.

[치과에서 실시되는 치주치료의 예]

치근활택술(debridement) → 치근활택술 후의 치유 상태

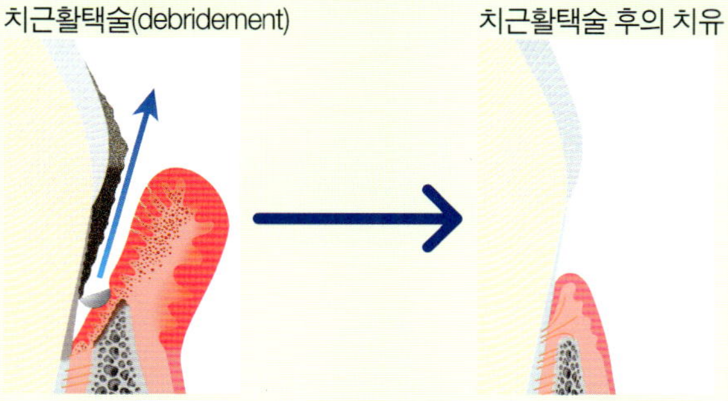

치주치료를 통해 잃어버린 조직(치조골 잇몸결합조직)을 완전히 원래대로 되돌릴 수는 없지만 염증을 제거하고 건강한 상태를 유지할 수 있게 합니다. 잃어버린 치주조직의 재생을 목적으로 하는 치료(재생적 치주수술)도 때와 경우에 따라 할 수 있지만, 그 효과는 한정적입니다.

치주병 예방의 요점을 정리해 보겠습니다.

① 치주병의 주요한 원인은 구강의 바이오필름(치태)으로, 변화하는 여성 호르몬은 치주병의 진행에 영향을 주는 요인입니다.

② 최소 1일 2회 최대한 꼼꼼하고 올바르게 칫솔질을 해주어 치태를 제거해 주십시오. 칫솔이 닿지 않는 치아와 치아 사이는 치실(불소 성분이 들어있는 치실도 있습니다)이나 치간 칫솔을 최소 하루에 한번은 사용해 청소해 주십시오. 충치를 예방하는 차원에서도 치약은 불소가 들어있는 것을 사용해 주십시오. 경우에 따라서는 치과의사의 지도하에 구강청정제를 사용하면 더욱 효과적입니다.

③ 치태와 치주병을 조절하기 위해서는 정기적으로 전문적인 클리닝(전문가가 해주는 전문적 치태관리법)을 받아 주십시오. 남은 치태는 장기간에 걸쳐 석회화 되어 치석이 됩니다. 치석은 치과에서 전문가를 통해서만 제거할 수 있습니다.

④ 균형 잡힌 식사를 할 것, 규칙적인 생활을 하려고 노력하고, 흡연자는 금연해 주십시오. 담배는 치주병의 가장 큰 위험인자입니다. 그리고 다량의 음주와 커피(카페인 음료) 등의 자극적인 음식을 피해 주십시오.

⑤ 위와 같은 주의를 기울이더라도 때로는 중증 치주병에 걸리는 경우가 있습니다. 입 안의 상태가 조금 이상하다 느끼면 신속하게 믿을 수 있는 치과의사에게 진찰을 받아 보시기 바랍니다.

치주병과 전신 건강

입 속을 건강하게 유지하면 장수할 수 있습니다

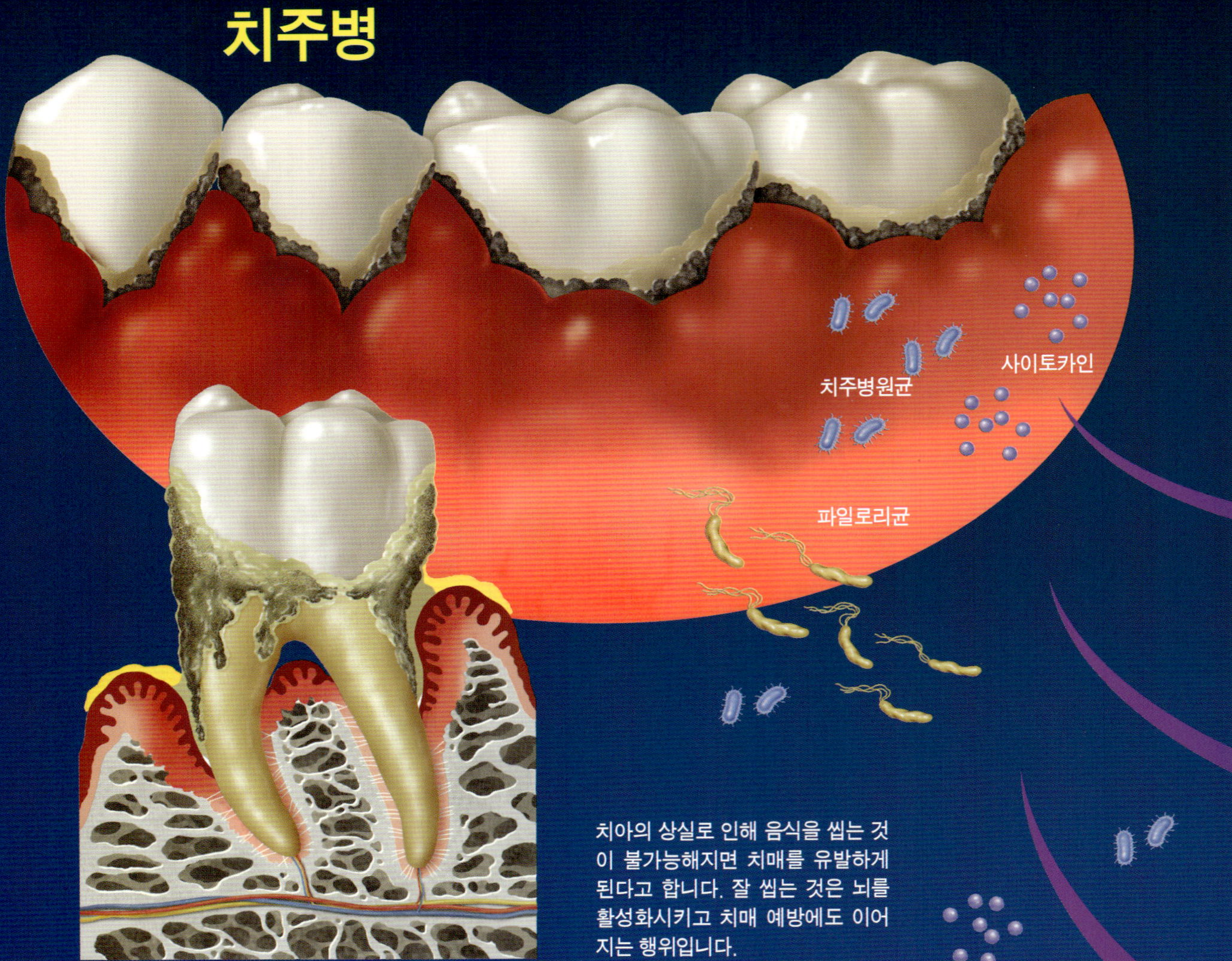

치아의 상실로 인해 음식을 씹는 것이 불가능해지면 치매를 유발하게 된다고 합니다. 잘 씹는 것은 뇌를 활성화시키고 치매 예방에도 이어지는 행위입니다.

치주병이 존재하면 전신질환에도 직접, 간접적으로 영향을 줍니다. 특히 치주낭이 여러 치아 주위에 존재하게 되면 그 전 표면적은 체내에 30~50cm²의 궤양이 있는 것과 필적한다고 합니다. 이렇게 큰 면적의 병변부가 존재하면 혈관을 경유해 신체의 다양한 부위에 2차적으로 병변이 일어날 가능성이 있습니다.

또한 치주병은 감염성질환의 하나이기 때문에 다른 질환과 마찬가지로 임산부뿐만 아니라 태아의 건강에 악영향을 줄 가능성이 큽니다. 예전부터 우리는 임산부가 흡연을 하거나 알코올을 다량으로 섭취, 혹은 감염성 질환에 걸리게 되면 미숙아나 저체중아 출산이 높아진다는 사실을 알고 있었습니다. 여기에 최근 연구에 따르면 임산부가 치주병에 걸려 있으면 조산할 가능성이 7.5배가 된다는 보고도 있었습니다.

임신을 희망하는 경우, 만약 치주병에 걸렸다는 것을 알게 된다면 치과의사에게 꼭 검사를 받아 보시기 바랍니다.

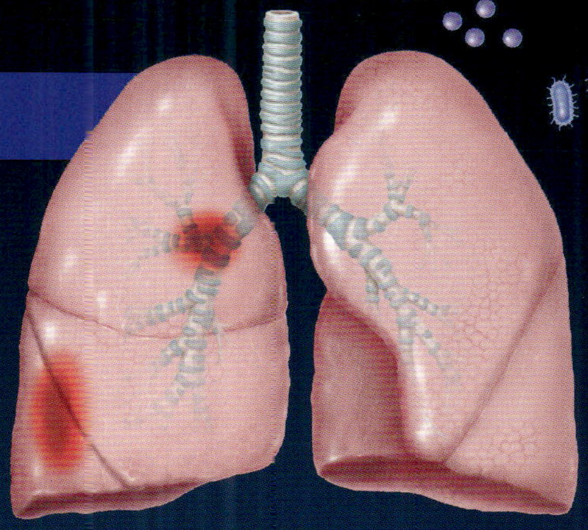

치주병은 폐렴을 일으키기도 합니다

구강 내 세균이 호흡기에 들어갈 수 있습니다. 특히 고령자의 경우에는 흡인성 폐렴을 예방하기 위해서도 구강 내 청결을 유지하는 것이 중요합니다.

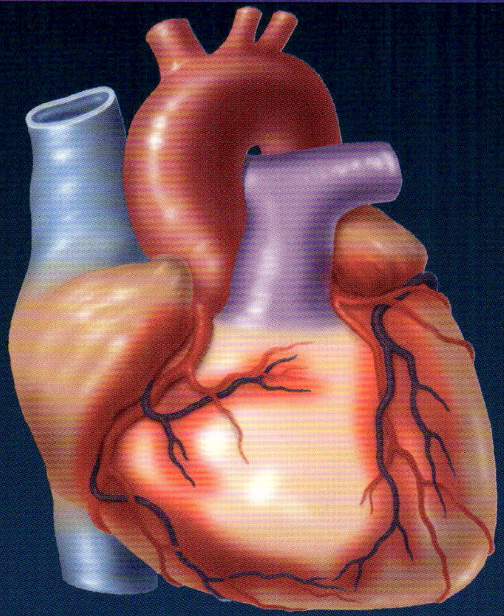

치주병은 심장병에도 관계가 있습니다(감염성 심내막염)

치주병균의 독소에 반응해 생체가 만들어내는 염증물질이 혈관 벽을 두껍게 만듭니다. 그로 인해 치주병을 가진 사람의 혈관은 그렇지 않은 사람의 2배 이상 혈관 벽이 두꺼워집니다.

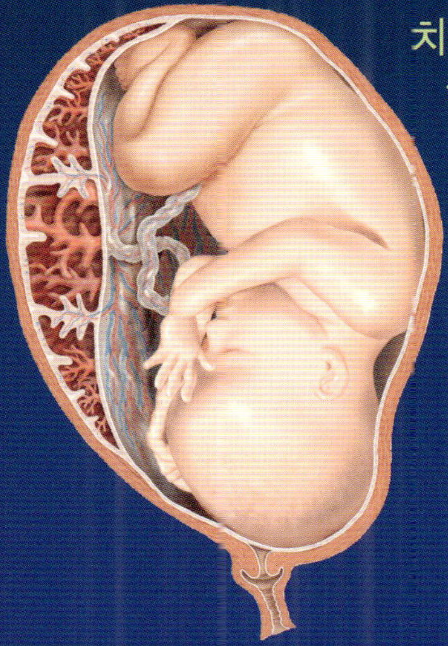

치주병을 가진 임산부는 조산할 가능성이 7.5배가 높아집니다. 또한 저체중아를 출산할 가능성도 커집니다

저체중으로 태어난 아기는 충치가 잘 생기는 것은 물론 진행도 빠르다는 사실이 밝혀져 있습니다.

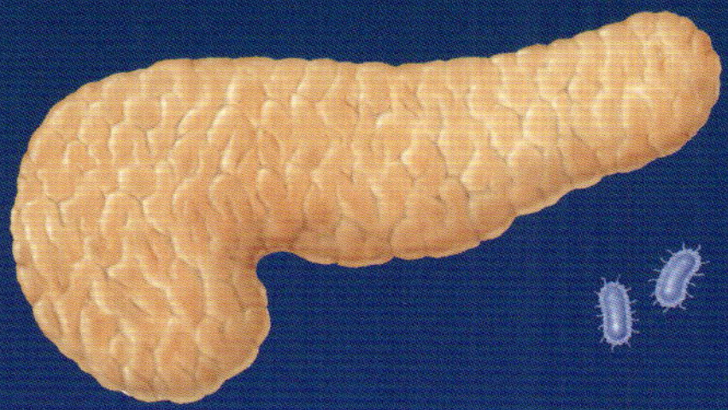

치주병과 당뇨병은 상호 관계가 있습니다

당뇨병이 있으면 혈액 속의 최종당화물이 온몸의 감염질환을 악화시킵니다.

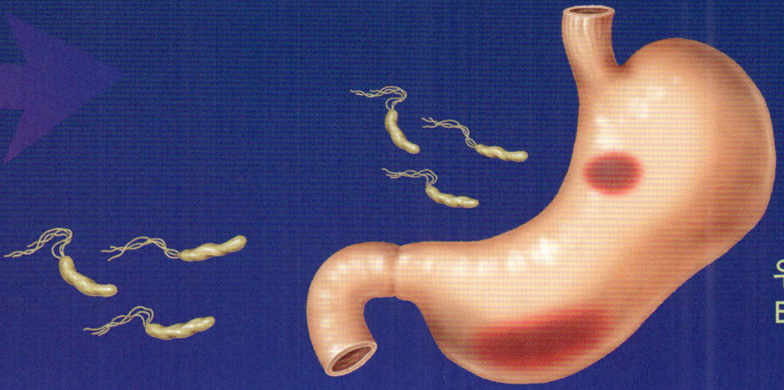

위궤양을 일으키는 파일로리균은 타액과 치태 안에도 존재합니다

당뇨병과 치주병

❖ 당뇨병의 주요 합병증

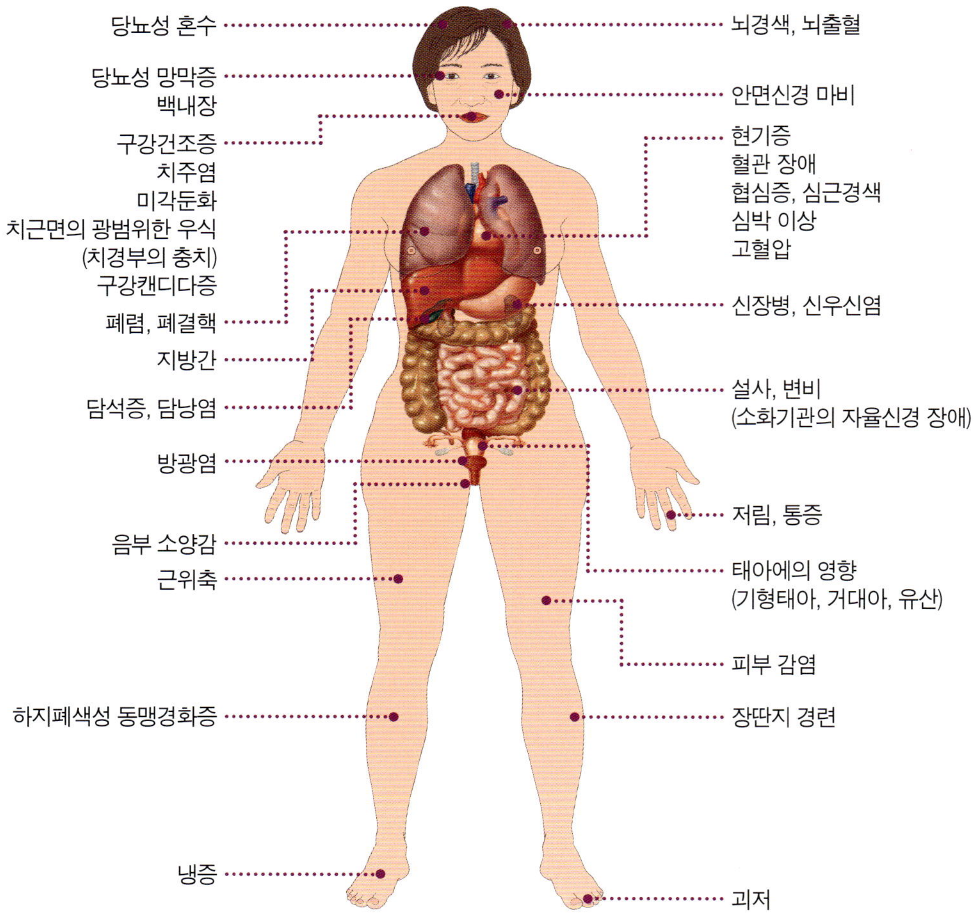

[당뇨병이란 어떤 병인가?]

당뇨병은 혈액 속에 포함되어 있는 포도당(이것을 혈당이라고 합니다)이 비정상적으로 많아져 그 결과 전신의 다양한 장기와 조직에 여러 형태로 기능 장애가 일어나는 병을 말합니다. 통상 체내에 들어간 당분은 소화기에서 소화, 분해되어 포도당이 된 뒤 장을 통해 흡수되고 간으로 전해져 혈액을 통해 온몸으로 운반되어 뇌나 근육이 기능하는데 중요한 에너지원으로 이용됩니다. 그리고 남은 포도당은 간에서 글리코겐으로 축적되어 필요한 때에 다시 포도당으로 변환되어 에너지원으로 이용됩니다. 이 포도당의 이용과 저장에 불가결한 작용을 하는 것은 췌장의 랑게르한스섬이라는 조직에서 분비되는 인슐린이라는 호르몬입니다. 식사를 한 뒤에는 음식의 소화분해가 왕성하게 이루어지기 때문에 혈당치(혈액 속의 포도당 농도)가 높아집니다. 하지만 이때 인슐린이 분비되고 그 작용으로 포도당이 처리되어 혈당치는 원래 수치로 내려가게 됩니다. 하지만 인슐린이 충분히 분비되지 않거나 분비된다 해도 그 작용이 충분하지 못한 경우에는 식후의 혈당치가 내려가지 않아 혈당이 높은 상태가 계속되게 됩니다. 고혈당이 되면 포도당이 에너지원으로 이용, 저장되기 힘들어지고 혈액 속의 포도당이 점점 증가하게 됩니다. 이러한 상태를 당뇨병이라고 부릅니다.

현재 한국인의 당뇨병 환자 수는 250만 명을 넘었으며 여기에 잠재 환자들까지 포함하면 약 700만 명에 달하는 것으로 추정되고 있습니다. 앞으로 고령사회가 진행됨에 따라 이 숫자는 더욱 증가할 것으로 예상됩니다. 특히 40세 이상의 10명 중 한 명의 비율로 당뇨병이 있지만, 의료기관에서 치료를 받고 있는 사람은 그 가운데 3분의 1에

❖ 당뇨병의 종류

종류	I형 당뇨병	II형 당뇨병
발병연령	유년(10~20세)에 많다	중년(40~60세)에 많다
체형	마른 체형에 많다	비만형에 많다
발생빈도	약 3~5%	약 95%
원인	췌장β세포의 바이러스 감염, 자기면역이 관여	체질이 유전하는 경우가 많다
가족력	적다	많다
출현 방식	급격한 경우가 많다	서서히 나타난다
진단계기	구갈, 다음, 다뇨, 급격한 체중 감소	건강진단, 다른 질환 검진 시가 많다
혈중 인슐린	낮다	약간 낮음~정상~높음
당뇨병성 혼수	빠지기 쉽다	잘 안 빠진다
합병증	낮은 연령대에서 발병하기 쉽다	서서히 진행된다
치료방법	인슐린 주사를 필요로 한다	식사요법, 운동요법 정도에 따라 약물 요법

임신성 당뇨병 –여성 특유의 당뇨병–

엄밀하게는 임신을 계기로 발증 발견되는 당뇨병으로, 일반적으로는 임신 중에 발견된 당뇨병을 말합니다.
모체의 혈당 조절이 불량한 경우, 태아의 기형, 거대아, 유산, 신생아의 저혈당 등이 일어날 가능성이 있습니다.

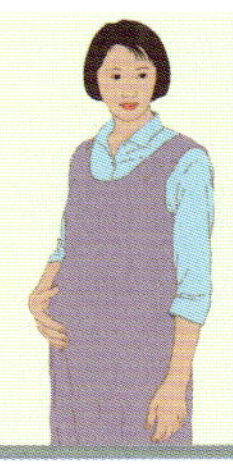

불과한 것이 현실입니다. 당뇨가 무서운 병이라고 불리는 이유는 매우 긴 만성 경과를 거치는 사이에 다양하고 중대한 합병증이 일어나기 때문입니다(p42 그림 참조). 이것을 이감염성*이라고 합니다. 전신의 혈관이나 신경이 침해되어 망막증(눈), 신장병(신장), 신경장애(신경조직)가 나타납니다. 이러한 합병증을 당뇨의 '삼대 합병증' 이라고 합니다. 이에 이어 치주병의 악화, 동맥경화증, 창상의 치유 지연 등을 들 수 있습니다.

[당뇨병의 종류와 그 특징]

당뇨병에는 몇 가지 종류가 있는데 크게 나눠 I형(인슐린 의존형) 당뇨병과 II형(인슐린 비의존형) 당뇨병으로 분류됩니다. 또한 여성 특유의 임신성 당뇨병이 있습니다. 과식, 운동부족, 비만, 스트레스 등으로 인한 불규칙한 생활습관과 관계가 깊은 II형 당뇨병이 95%를 차지하고 있습니다.

당뇨병은 연령적으로는 40세 이상의 중년층에서 많이 볼 수 있습니다. 그 원인에 대해서는 나이와 체질 등의 요소가 크게 관계하고 있겠지만 가장 큰 영향을 주는 것은 앞서 말한 나쁜 생활습관입니다. 즉, 타고난 '유전적 요인' 에 생활습관 등의 '환경인자' 가 더해짐으로써 발생하게 되는 것입니다. 또 하나, 중요한 것은 기회 감염증* 이 일어나기 쉽다는 점입니다.

＊ : 이감염성 숙주(Compromised host),
기회 감염증(Opportunistic infection)
건강한 사람에게는 통상적으로는 병을 일으키지 않는 상주균이나 약독균이 감염에 대한 방어력이 저하된 상태(이것을 이감염성이라고 합니다)가 됐을 때 병원성을 발휘하는 감염증을 기회 감염증이라고 합니다. 구강 안에서는 캔디다균, 포도구균, 녹농균 등이 기회 감염증을 일으키는 대표적인 균입니다.

❖ 당뇨병의 진단 기준 (미국당뇨병학회, 2004)

구분	검사방법	정상	당뇨병 전단계	당뇨병
혈당치(mg/dl)	공복시 혈당검사	99 이하	100~125	126 이상
	경구 당부하검사 (2시간 후 혈당)	139 이하	140~199	200 이상

미국 당뇨병 학회에서는 다음의 각 항을 만족할 때 당뇨병으로 진단
우리나라에서도 이 기준을 사용하는 것이 일반적임

1. 임시 시점에 혈당을 측정(Random Plasma Plucose test)하는 경우 혈당치가 200mg/dl 이상이고, 다뇨(incresased urination), 다갈(increased thirst), 체중감소(unexplained weight loss) 등의 증상이 있을 때
2. 공복 혈당(적어도 8시간 이상 금식)이 126mg/dl 이상일 때
3. 경구 당부하검사 상 2시간 후 혈당이 200mg/dl 이상일 때
   - IFG(Impaired Fasting Glucose) : 이상공복 혈당
     – 공복혈당이 100mg/dl 이상이면서 126mg/dl 미만인 경우

- IGT(Impaired Glucose Tolerance) : 내당증 장애
  – 경구 당부하검사 상 2시간 후 혈당이 140mg/dl 이상이면서 200mg/dl 미만인 경우
- 공복시 혈당 검사는 아침에 실시하는 것이 가장 믿을만 함
- 경구 당부하검사(oral glucose tolerance test) 방법
  – 검사전 최소한 8시간 동안 공복상태 유지
  – 물에 녹인 포도당(glucose) 75g 섭취
  – 섭취 전과 섭취 후 2시간 째에 혈당검사 실시

[당뇨병의 검사와 진단]

당뇨병 초기에는 거의 자각증상이 없기 때문에 조기에 발견해 적절한 치료를 받기 위해서는 정기적으로 검사를 받아 자신의 몸 상태를 알아두는 것이 중요합니다. 위의 당뇨병 진단 기준표를 참고하시기 바랍니다.

[당뇨병과 골다공증]

당뇨병에 걸리면 인슐린 결핍과 고혈당 지속으로 인해 골모세포의 기능이 저하됩니다. 그로 인해 골 질이 악화되고 골다공증이 생기기 쉬워집니다. 그 결과, 당뇨병 환자 중에는 골절률이 상승한다는 보고가 나와 있습니다.

[당뇨병과 치과질환, 특히 치주병과의 관계]

당뇨병 환자는 개체의 치주병원균에 대한 방어력이 저하되어 있기 때문에 치주병 진행이 빨라져 치료를 해도 잘 낫지 않습니다. 당뇨병 환자에게는 치주병에 걸리기 쉬운 조건이 모두 갖추어져 있다고도 할 수 있습니다. 또한 치은구 삼출액 속에 혈당이 작용하기 때문에 치경부 우식도 많이 보입니다. 당뇨병환자의 주요 구강 내 합병증을 p45 표에 정리하였습니다.

[당뇨병과 흡연과 치주병]

당뇨병 환자 가운데 흡연을 하는 사람은 비흡연자에 비해 치주병 진행이 가속된다는 것이 역학적 연구를 통해서도 보고되고 있습니다. 당뇨병과 흡연 모두 생체의 감염에 대한 저항성을 저하시키므로 당연하다고 할 수 있습니다.

[당뇨병 환자의 치주치료는?]

치주치료의 기본은 적절한 치태조절에 있습니다. 한편 당뇨병 치료의 기본은 혈당치를 올바르게 조절하는 것입니다. 즉 당뇨병 환자의 치주치료는 치과의사와 내과의의 밀접한 협력과 팀워크를 바탕으로 진행할 필요가 있다는 뜻입니다. 또한 의사의 올바른 지시와 지도에 대한 환자의 협조가 강력하게 요구됩니다. 당뇨병 조절이 양호하게 이루어지는 환자의 치주병 소견을 조절이 안 되는 환자와 비교해보면, 그 증상이 비교적 가벼울 뿐만 아니라 다양한 치주치료에 대한 치주조직의 반응이 건강한 사람과 거의 똑같습니다. 또한 당뇨병 환자중 식사를 통해 식사 요법을 실시하고 있는 환자의 우식 발생률은 보통 정도거나 건강한 사람보다 약간 양호하다는 보고까지 있습니다.

최근 연구에 따르면 치주치료를 적절하게 진행함으로써 환자의 인슐린에 대한 감수성이 높아지고, 그 결과 혈당 상태가 개선되었다는 보고가 있습니다. 즉, 부분적이기는 하지만 치주치료가 전신건강 상태를 바꿀 수 있는 가능성도 있는 것입니다.

당뇨병환자의 주요 구강 내 합병증

1. 치아에 보이는 증상
① 설명하기 힘든 치통
② 당뇨병 환자 특유의 충치
③ 치근면의 광범위한 충치(치경부 우식)

2. 치주조직(잇몸)에 보이는 증상
① 잇몸의 독특한 염증성 변화(폴립 모양의 잇몸 종창)
② 치주병의 지표가 되는 수치(치주낭수치, 잇몸출혈 등)의 악화

3. 혀의 변화
① 혀의 통증
② 혀 근육의 긴장도 저하
③ 지도상설의 발현

4. 타액선의 변화
① 타액이 끈적하게 변화한다.
② 구강건조증(캔디다증 유발)
③ 구강건조는 약제의 부작용과도 관계가 깊다.

5. 기타
① 구강 내 상처 치유가 늦어진다.
② 구강 점막이 짓무르거나 궤양이 잘 생긴다.
③ 기회감염증 발현
④ 구강점막과 혀의 작열감

당뇨병 환자의 구강

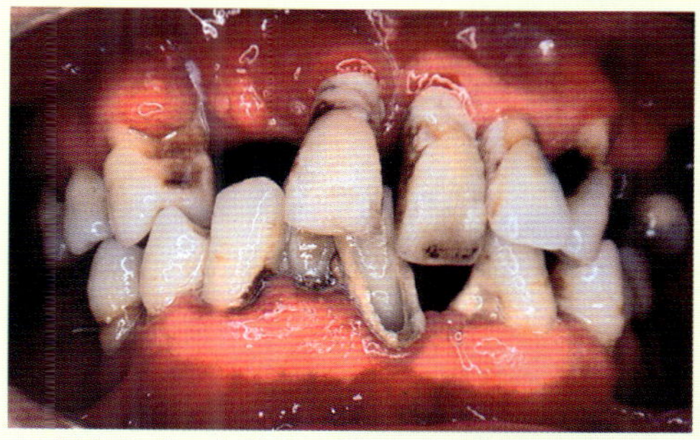
조절 불량 당뇨병 환자. 잇몸의 염증 증상이 현저하며, 치은구 삼출액 속 혈당의 영향으로 특징적인 치석침착이 보입니다.

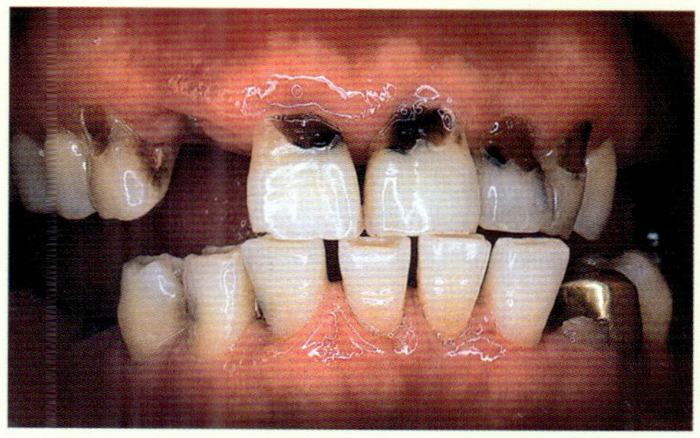
당뇨병 환자 특유의 치경부 다발성 충치가 보입니다.

❖ 치주병과 당뇨병의 상호관계

치주병원균의 내독소로 인해 사이토카인이 생산되는데, 췌장의 인슐린 생산을 저해하고 그 결과 혈당의 조절이 불량해져 당뇨병에 잘 걸린다는 가능성이 지적되고 있습니다(AAP, NIDCR 공동 심포지엄, 2001.4.19).

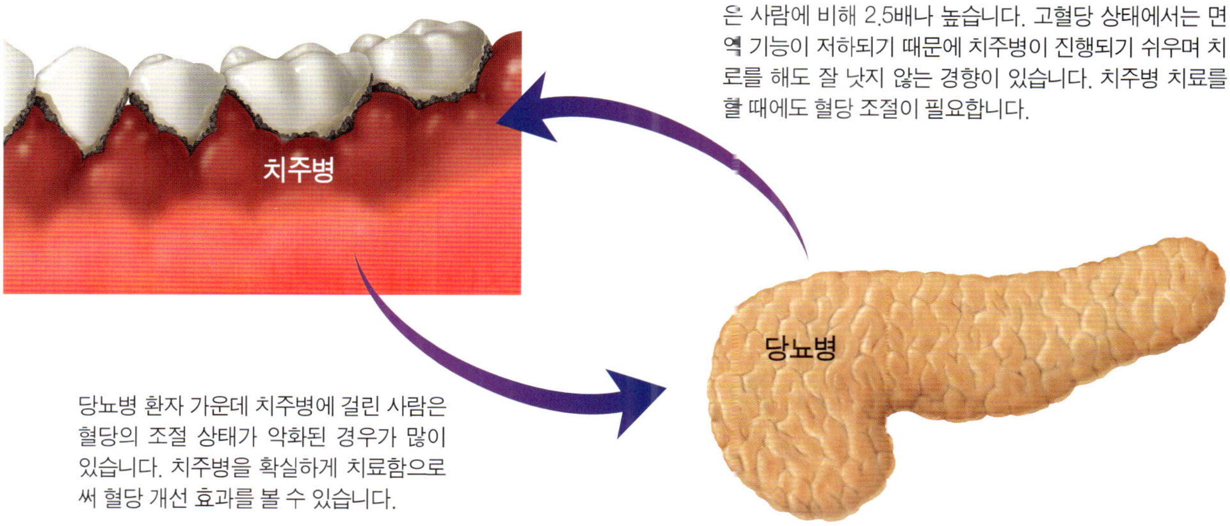

당뇨병 환자의 치주병 발병 위험도는 당뇨병에 걸리지 않은 사람에 비해 2.5배나 높습니다. 고혈당 상태에서는 면역 기능이 저하되기 때문에 치주병이 진행되기 쉬우며 치료를 해도 잘 낫지 않는 경향이 있습니다. 치주병 치료를 할 때에도 혈당 조절이 필요합니다.

당뇨병 환자 가운데 치주병에 걸린 사람은 혈당의 조절 상태가 악화된 경우가 많이 있습니다. 치주병을 확실하게 치료함으로써 혈당 개선 효과를 볼 수 있습니다.

여성과 구강건조증

❖ 구강건조증의 원인

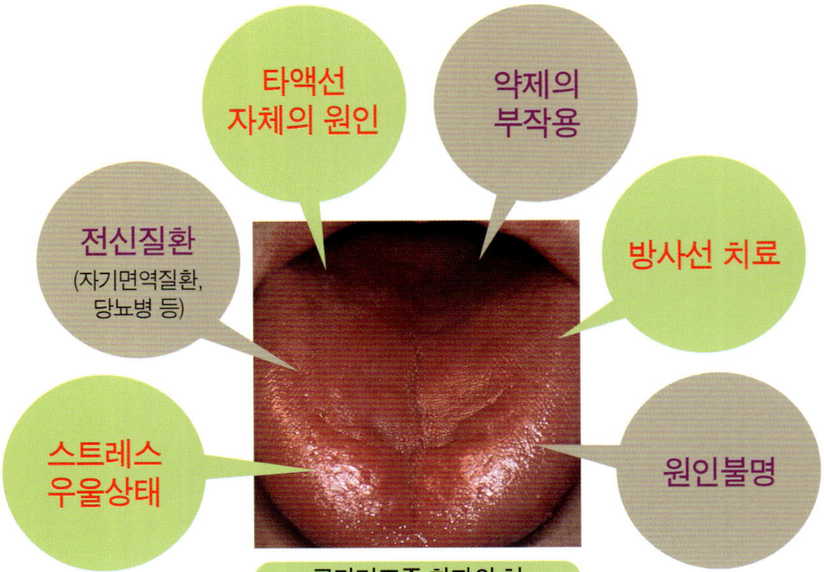

구강건조증 환자의 혀

쇼그렌 증후군에 걸린 54세 여성의 혀입니다. 설유두, 특히 사상유두가 위축되어 붉고 평탄한 모양입니다.

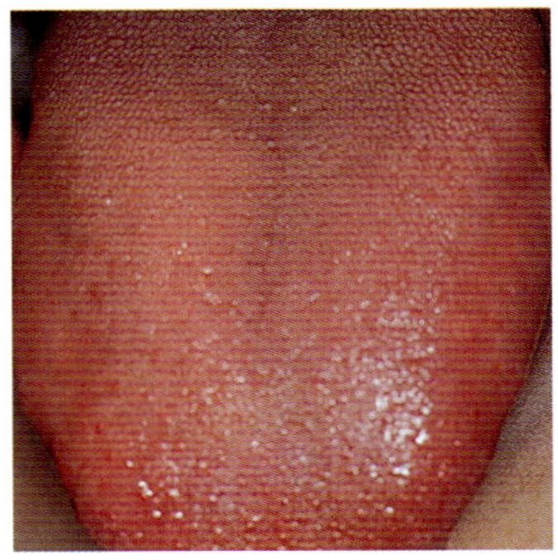

건강한 26세 여성의 혀

❖ 타액의 작용

구강의 연조직과 치아를 보호하는 작용
잇몸, 점막, 치아 표면을 덮어 세균이 부착하는 것을 막는 것과 동시에 치아의 무기질 손실을 방지합니다.

화학적 소화작용
아밀라아제라는 소화효소가 전분을 분해합니다.

연하와 저작의 보조작용
음식을 매끄럽게 해 저작과 연하 과정이 쉬워지게 도와줍니다.

항균작용
타액 안의 리소자임(lysozyme), 페록시다아제, 락토페린, 분비형 면역항체(면역 글로불린) 등이 세균의 생육과 활동을 억제하고 감염을 방지합니다.

완충작용
치태 안의 세균으로 인해 만들어진 산을 중화합니다.

치질의 재석회화 촉진
타액 안의 무기질은 치아의 탈화를 억제하고 재석회화를 촉진합니다.

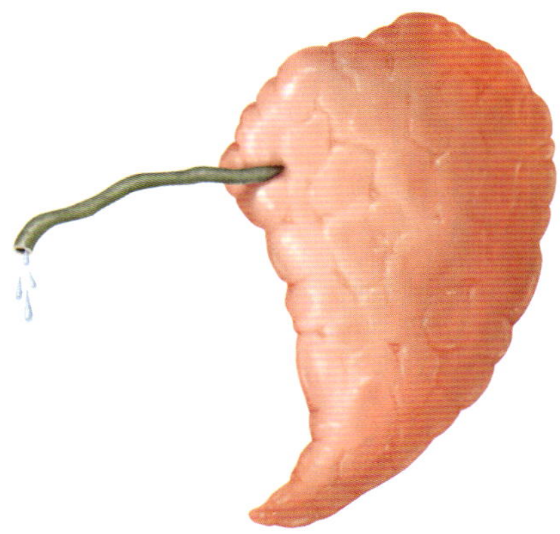

세정작용
음식물 찌꺼기 등을 씻어내 제거합니다.

용매작용
음식 안의 미질을 용해해 미각을 높여줍니다.

원활작용
발음과 회화를 원활하게 합니다.

❖ 타액분비를 감소시킬 수 있는 약제

분류	증상	약제명	상품명
항히스타민제	알레르기성비염, 건초열, 두드러기	Mequitazine	프리마란정(부광약품)
	알레르기성비염, 건초열, 두드러기	Chlorpheniramine maleate 외	노즈콜츄정(새한제약)
	축농증, 알레르기성비염	Diphenylpyraline Hydrochloride 외	나리스캅셀(스카이뉴팜)
	알레르기성비염, 건초열, 두드러기	Clemastine Fumarate	마스질정(태극제약)
	알레르기성 비염	Loratadine	클라리틴정(쉐링-푸리우코리아)
	기관지천식, 알레르기성비염, 습진, 피부염 등	Azelastine	아라스틴정(일화제약)
	알레르기성비염	Pseudoephedrine hydrochloride외	엑티피드정(삼일제약)
정신신경용제	우울증	Imipramine Hydrochloride	염산이미프라민정(환인제약)
		Amoxapine	아디센정(근화제약)
	불안, 긴장, 우울, 마취전투약	Lorazepam	아티반정(일동제약)
	불안, 긴장, 우울, 마취전투약	Diazepam	바리움정(한국로슈)
	정신분열증	Clozapine	클로자릴정(노바티스)
	불안장애, 우울증, 공황장애	Alprazolam	자낙스정(노바티스)
	니코틴의존치료를 위한 단기처방, 우울증	Bupropion	웰부트린서방정(GSK)
항전간제	간질, 삼차 신경통	Carbamazepine	테그레톨정(노바티스)
항파킨슨용제	파킨슨병	Entacapone	콤탄정(노바티스)
		Trihexyphenidyl	트리헥신정(태극제약)
	파킨슨병, 인플루엔자 A형바이러스에 의한 호흡기감염증의 예방과 치료	Amandadine	아만타정(고려제약)
혈압강하제	고혈압	Doxazosin	독사신정(구주제약)
		Carvedilol	딜라트렌정(종근당)
		Captopril	카프릴정(보령제약)
		Nifedipine	아달라트(바이엘코리아)
		Perindopril	아서틸정(한국베링거인겔하임)
진해제	기관지천식, 천식정기관지염, 급성/만성기관지염	Ephedrine	염산에페드린정
기관지확장제	기관지천식, 만성기관지염, 알레르기성비염	Ipratropium Bromide	컴비벤트에어로졸(베링거인겔하임)
진해거담제		Carbinoxamine maleate	노바코에스정(동광제약)
멀미약	멀미에 의한 어지러움, 구토, 두통의 예방 및 억제	Dimenhydrinate 외	이지롱내복액(한국슈넬제약)
		Meclizine dihydrochloride 외	메카인정(태극제약)
제산제, 항궤양용제	위산과다, 위염	Rebamipide	레마이드정(한미약품)
		Timepidium bromide	폰트릴캅셀(중외제약)
		Sucralfate	아루사루민정(중외)
	위십이지장궤양, 위염	Dicyclomine	디클로민캅셀
NSAIDs(비스테로이드 성진통소염제)	류마티스관절염, 골관절염, 강직성척추염 등	Celecoxib	세레브렉스캅셀(화이자)
비마약성진통제 및 해열제	중증도-중증의 급만성통증	Tramadol 외	울트라셋정(한국얀센)
비만치료제	식욕억제	Phendimetrazine	푸링정(드림파마)
		Phentermine	푸리민정(드림파마)
항구토제	구토, 구역 예방 및 치료	Ondansetron	조프란정(한국GSK)

구강건조증이란 다양한 원인으로 타액(침)의 분비량이 감소해 입 안이 건조한 상태가 되는 병상을 말합니다. 크게 분류해, ① 타액선 자체에 원인이 있는 경우 ② 다양한 약제의 부작용에 의한 경우 ③ 전신적 질환이 있는 경우(쇼그렌 증후군, 당뇨병 등) ④ 스트레스나 우울 상태 등 정신적인 원인이 있는 경우 ⑤ 암으로 방사선 치료가 이루어진 경우 ⑥ 원인을 알 수 없는 경우 등이 있습니다.

타액선에서는 하루에 약 700~1,000mL 가량의 타액이 분비됩니다. 타액은 연하나 저작을 도울 뿐만 아니라 구강과 치아의 표면을 매끄럽게 유지하고 보호하며 그 성분은 세균의 활동을 억제해줍니다.

타액에는 입 안의 음식물 찌꺼기 등을 씻어냄과 동시에 그 성분인 리소자임(lysozyme)과 락토페린 등의 항균물질이 구강 내의 세균 증식을 억제합니다. 타액이 적어져 입 안이 건조해지면 충치나 치주병을 유발하는 세균활동이 활발해져 염증이 진행되며 구취의 원인도 됩니다. 미국에서는 구강건조증으로 인해 성인 10명 가운데 3명이 치아를 잃었다는 조사 결과도 있을 정도입니다.

눈이 건조해지는 안구건조증 환자는 800만 명이라고 추정되고 있는데 이와 비슷한 숫자의 구강건조증 환자가 있다고 검작되고 있습니다. 이러한 증상은 여성에게 많이 나타납니다.

쇼그렌 증후군

❖ 초진 이후 21년 후 쇼그렌병 진단을 받은 여성의 증례

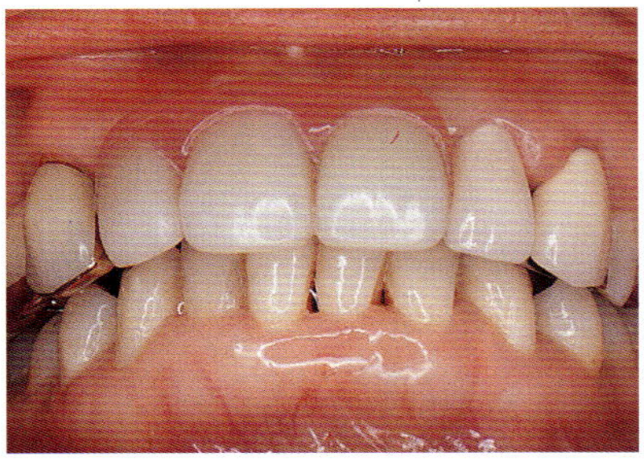

환자 : 1941년생 여성
초진 : 1973년 12월(32세 때)
주소 : 치아보철물 파손
1974년 5월. 일단 치료가 종료되었습니다.

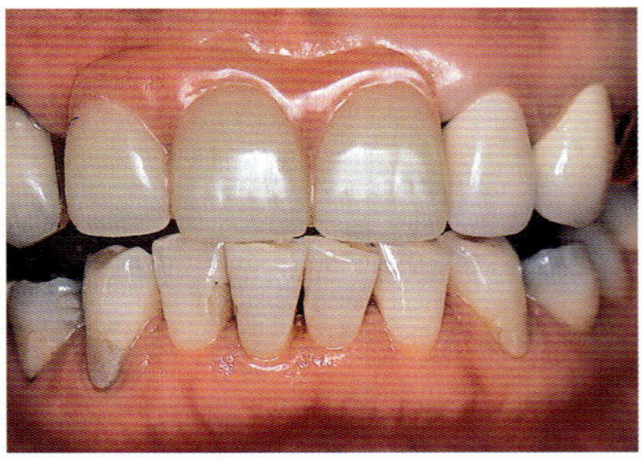

1986년 7월. 정기적으로 내원해 거의 양호한 경과였습니다. 1995년 재진료 때에는 이런 상태였습니다.

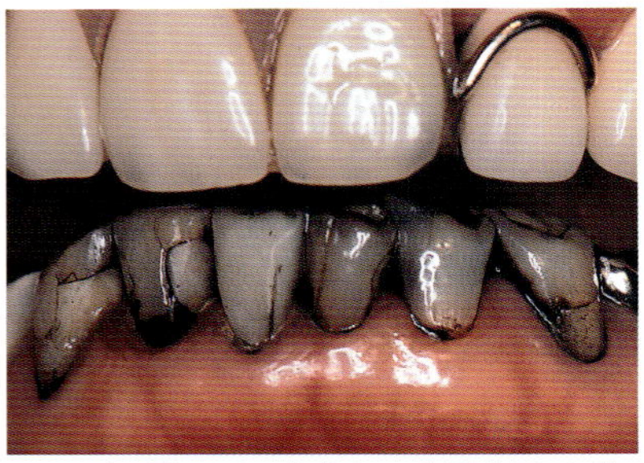

1998년 9월. 1995년에 쇼그렌 증후군이라는 진단을 받았습니다. 침이 나오지 않아 충치가 급속도로 진행되었습니다.

[쇼그렌병 진단 기준] (미국 류마티스학회)

1. 구강건조증상
2. 안구건조증상
3. 객관적인 검사방법을 통해 증명된 침샘의 침분비량 감소
4. Shirmer test나 Rose bengal 염색 검사 양성
5. 침샘의 조직 검사상 림프구의 침윤
6. 자가항체 항핵항체, 류마티스인자, 항 -Ro 혹은 한 -La항체의 양성

〈6개 중 4개 이상이면 진단〉

쇼그렌 증후군(SS : Sjögren' s Syndrome)은 1933년에 스웨덴의 안과의사인 쇼그렌에 의해 건조성 각막염, 구강건조증, 만성관절 류머티즘을 증상으로 하는 질환으로 보고된 것입니다.

구강 영역에서는 타액선에 만성 염증이 생기고 타액선이 기능장애에 빠지며 구강이 건조한 특징을 가지는 자가면역질환입니다. 전 증례의 90% 이상이 40~60대 여성에 집중되어 있습니다.

크게 나눠 교원병 SS, 교원병 등의 합병증이 있는 SS, 자각적 건조증상이 없는 무증후성 SS가 있습니다.

치료법으로는 병상의 진행정도에 따라서 다르지만, 구강 내 관리는 기본적으로는 구강청정제, 인공타액, 내복약, 연고, 한방약 등이 사용됩니다.

타액의 분비가 매우 적기 때문에 구강 안의 위생상태가 나빠져 건강한 상태에서는 잘 발생하지 않는 치면에 우식(충치)이 넓은 범위에 걸쳐 나타나며, 치주병의 악화, 치아 상실, 구내염 등이 잘 일어나게 됩니다.

그러므로 환자는 매일 치태관리를 철저하게 해주는 한편, 자주 내원하여 전문적인 치태관리를 꼼꼼하게 받는 매우 높은 수준의 구강위생 관리가 필요하게 됩니다.

증상이 진행된 경우에는 열심히 치료를 해도 증상이 개선되기 어려우며, 특히 속발성 증례에서는 내과주치의와의 연계가 필요합니다. 그리고 환자가 병원을 찾았을 때에는 치과의사는 조언과 격려를 통해 포기하지 말고 치료를 계속 받도록 권해야 합니다.

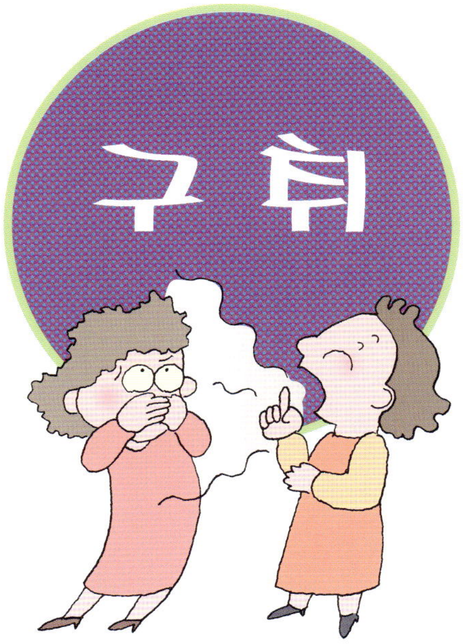

구취의 원인 중 하나에 설태가 있습니다. 설태란 혀의 표면을 덮는 착색된 이끼 모양의 부착물입니다. 큰 스트레스를 받거나 열성질환이 있으면 타액의 자정작용이 약하여져 설태가 끼고 구취가 심해집니다.

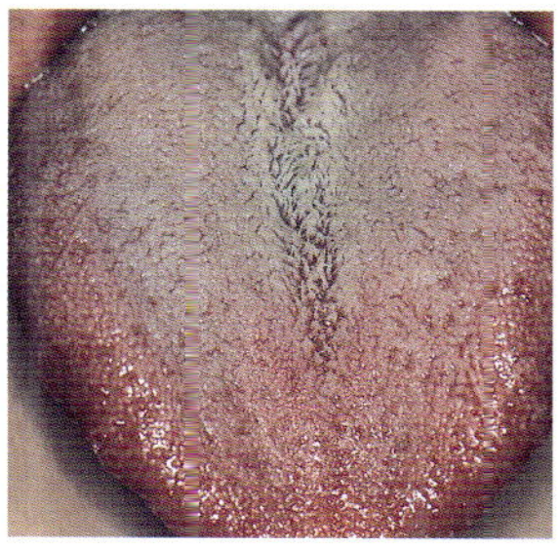

28세 남성. 스트레스가 큰 직업인으로 감기에 걸린 후 생긴 사랑니 염증으로 내운했습니다. 설태가 코입니다.

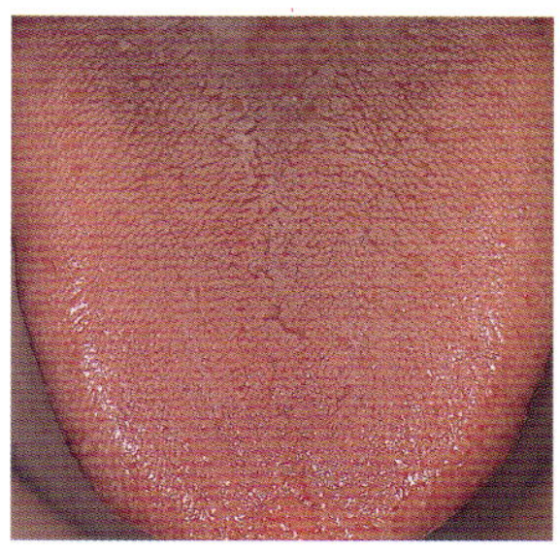

24세 여성의 건강한 혀

누구에게나 체취가 있듯이 호흡에도 냄새가 있습니다. 대화나 호흡으로 나오는 숨이 주위 사람들을 불쾌하게 만드는 경우를 구취라고 합니다. 냄새를 느끼는 정도는 주관적이라 그 질과 양을 객관적으로 평가할 수는 없으므로, 많은 사람들이 불쾌하다고 느끼는 냄새를 구취라 할 수 있겠습니다.

[구취의 원인]

구취는 대부분이 구강, 상기도, 상부소화기의 부패성 병변에서 유래합니다. 즉, 냄새의 물질은 단백질 분해로 인해 발생하며, 그것에 입 안의 세균이 관여를 하는 것입니다. 입 안에는 건강한 상태라 하더라도 몇 억 마리의 세균이 존재하고 있으므로 단백질 성분은 끊임없이 분해되고, 그것이 구취의 원인이 됩니다.

(1) 생리적 구취

이른 아침에 기상했을 때, 공복시, 긴장시, 여성의 생리시의 구취는 자율신경의 작용으로 타액의 분비가 억제된 경우에 일어나는 것으로 누구나 경험하는 것입니다. 이 냄새의 수준은 낮은 편이며 특별히 대응할 필요는 없습니다.

(2) 음식물, 기호품에 의한 구취

음주, 흡연, 마늘과 같은 냄새가 강한 음식물 섭취로 인한 것입니다. 섭취된 것이 소화 흡수되어 혈액을 타고 흘러 폐에서 가스 교환이 이루어져 구취로 나타나게 됩니다.

(3) 설태

설태는 혀의 박리된 상피, 백혈구, 세균 등으로 이루어지는, 혀 표면에 이끼 모양으로 나타나는 것입니다. 전신질환, 특히 열성질환으로 탈수증상이 나타나면 입 안의 자정작용이 저하되어 설태가 많이 축적되고 구취도 심해집니다. 고령자 가운데에는 와상 환자가 되면 입의 운동기능이 저하되고 입 안의 위생이 나빠져 쉽게 설태가 끼게 됩니다. 그리고 이감염성으로 곰팡이균에 의한 캔디다병이 나타나기도 합니다.

(4) 병적 구취

입 안의 병변에 유래하는 것과 전신질환에 유래하는 것이 있는데, 대부분은 입 안에 원인이 있습니다. 전자로는 치주병, 특히 급성 괴사성궤양성 치은염과 치주염과 같은 중증의 염증이 존재하면 세균이 증식해 냄새가 나게 됩니다. 치주병에 걸린 사람은 많으므로 이에 유래하는 병적 구취는 가장 많습니다. 후자로는 아데노이드나 축농증과 같은 콧병이 있어 입으로 숨을 쉬는 경우, 호흡기 질환(폐결핵 등), 위염, 위암, 당뇨병, 간질환 등에 원인이 있는 경우가 있는데 그 빈도는 낮은 편입니다.

(5) 자기취증(구취신경증)

진짜 구취가 아니라 본인만 느끼는 구취입니다. 정신적, 육체적으로 불안정한 시기, 즉 사춘기나 갱년기 여성에 많이 나타납니다. 또한 큰 스트레스를 받거나, 우울 상태일 때에 자기취를 호소하는 경우도 있습니다.

[구취의 평가와 치료]

구취의 측정에는 관능시험, 할리메터(구취측정기), 가스크로마토그래피 등이 쓰입니다. 관능시험은 피험자가 살짝 입을 다문 가운데 공기를 보내 퉁겨낸 냄새를 복수의 사람이 측정자가 되어 판정 기준을 근거로 평가하는 것입니다.

기기를 이용한 측정은 구취 클리닉이 있는 의료기관에 의뢰하는 것입니다.

자기취증의 경우는 심리내과, 정신과와의 연계를 통한 치료가 필요하지만 이러한 경우를 제외하고는 원인질환의 치료가 우선적으로 필요합니다.

약 복용과 구강건강

❖ 약제의 영향

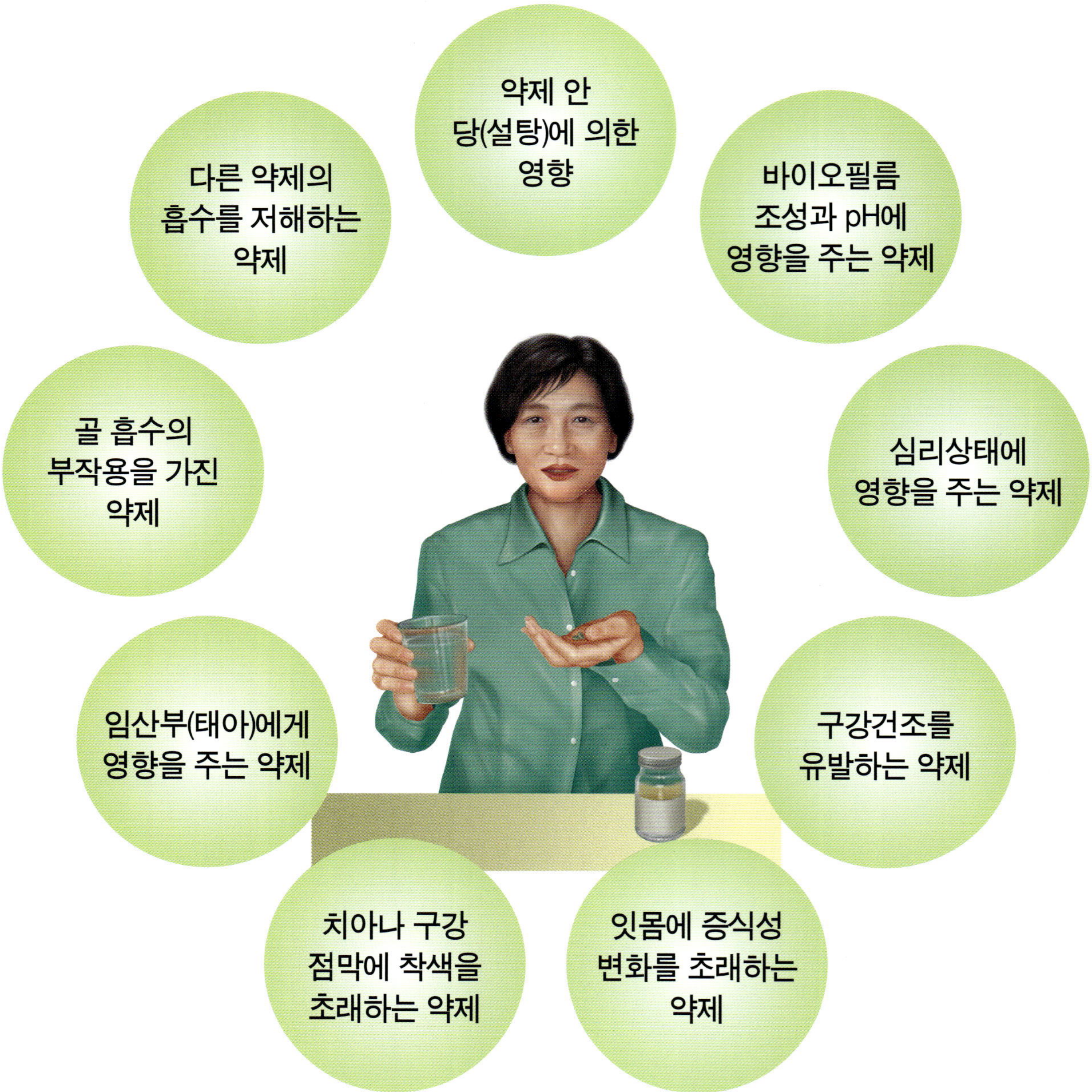
약제 안
당(설탕)에 의한
영향
바이오필름
조성과 pH에
영향을 주는 약제
심리상태에
영향을 주는 약제
구강건조를
유발하는 약제
잇몸에 증식성
변화를 초래하는
약제
치아나 구강
점막에 착색을
초래하는 약제
임산부(태아)에게
영향을 주는 약제
골 흡수의
부작용을 가진
약제
다른 약제의
흡수를 저해하는
약제

고령화 사회인 현재, 치과치료를 받는 환자 가운데 상당수가 다른 약제를 복용하고 있으며, 여러가지 약을 복용하는 경우도 적지 않습니다(또한 일반의약품을 이용하는 경우도 많이 있습니다). 하지만 약의 복용에 따라 다양한 부작용이 구강 안에 미칠 수 있다는 점은 의외로 잘 알려지지 않았습니다. 이러한 점에 있어서 치과의사는 물론 의사 · 약사의 이해가 필요합니다.

병의 치료에 있어 약물요법은 중요한 위치를 차지하고 있습니다. 동등한 효과가 있다면 부작용이 적은 약물을 선택하는 것이 바람직하겠지만 대체할 수 있는 약제가 없는 경우도 있습니다. 자신이 복용하는 약이 구강에 미치는 영향에 대해 알아두는 것은 구강의 건강을 유지하는 면에서 볼 때에도 매우 중요합니다. 또한 약의 섭취 방법에도 주의하시기 바랍니다.

❖ 페니토인에 의한 치은증식 증례

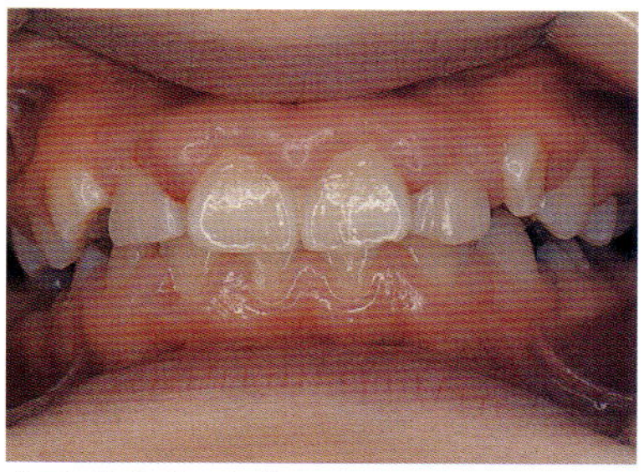
초진시(12세, 여자)

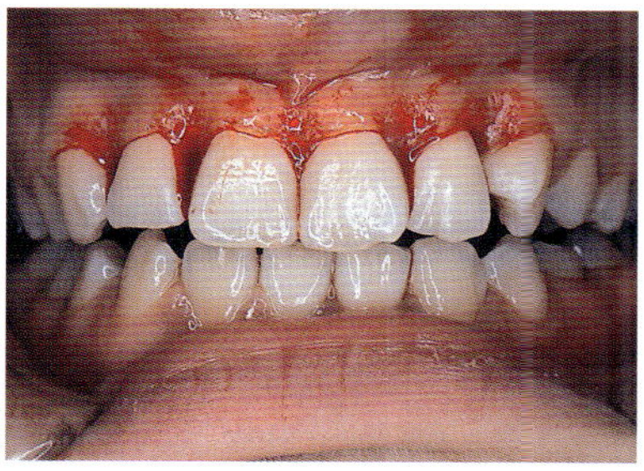
잇몸절제, 성형시술

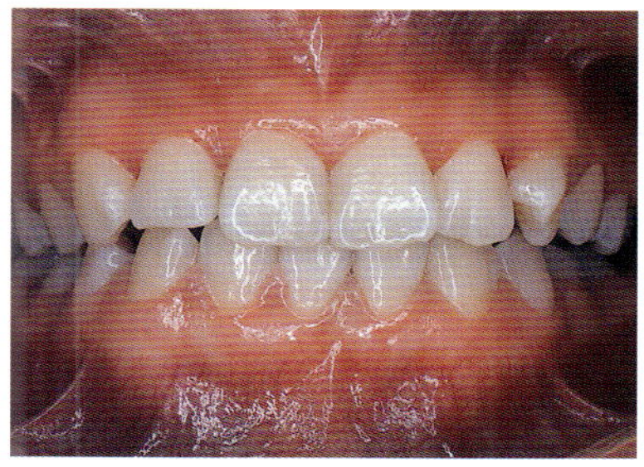
시술 약 1개월

페니토인(딜란틴)은 간질의 치료약으로 쓰이는데, 부작용으로 현저한 잇몸 증식이 있습니다. 이 증례는 12세 여자로 약제 영향 외에 사춘기 호르몬 분비 개시도 관여한 것으로 보입니다. 치료법으로는 철저한 칫솔질과 스케일링으로 침착물을 제거하고 염증이 감소한 뒤 증식한 잇몸 조직의 절제와 성형을 실시합니다.

❖ 니페디핀에 의한 잇몸증식 증례

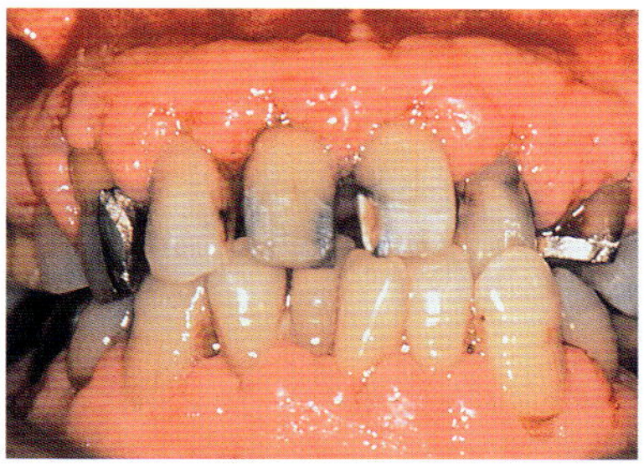
초진시(59세, 남성)

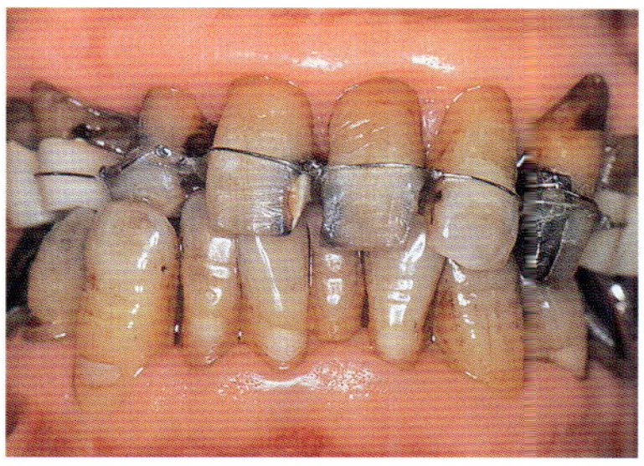
치주외과 후

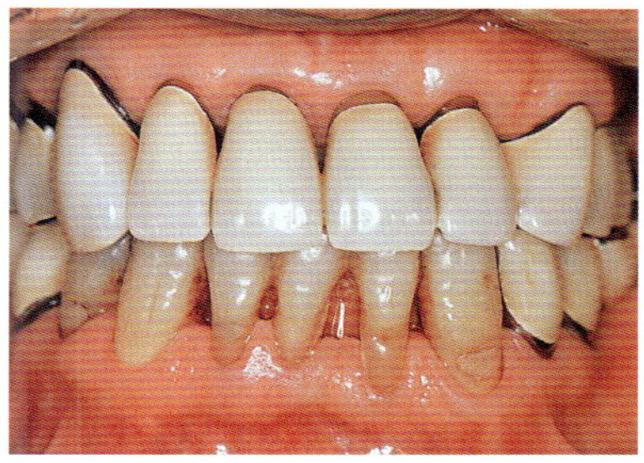
보철처치 후

니페디핀(아달라트)은 협심증 치료에 쓰입니다. 환자 중 중년 이상의 고령자가 많기 때문에 만성 치주염(성인형 치주염)과의 관련이 깊습니다. 이 증례는 초진 시 59세 남성인데, 잇몸에서의 출혈과 구취를 주소로 내원했습니다. 장기간에 걸쳐 니페디핀을 복용한 부작용으로 현저한 잇몸 증식이 보입니다. 잇몸수술 치료가 이루어졌지만, 적절한 치료와 정기적인 점검으로 양호한 경과를 보이고 있습니다.

❖ 클로르헥시딘에 의한 착색

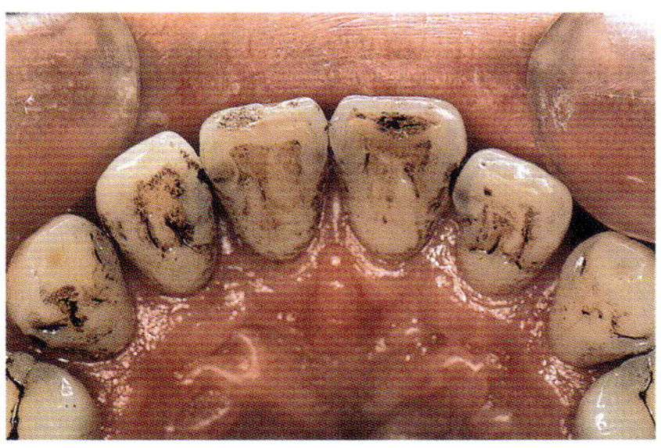

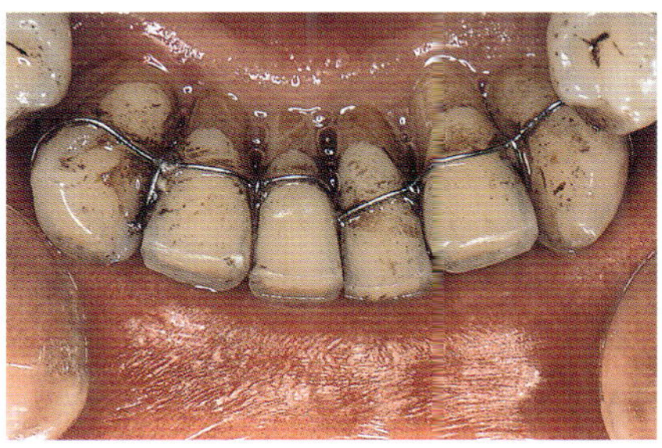

클로르헥시딘은 바이오필름(치태)의 치료법 중 하나로 이용되는 화학요법제입니다. 치아면에서 유리된 세균을 화학적으로 조절하기 위한 보조요법으로는 매우 뛰어나지만 이미 치아면에 형성되어버린 바이오필름 안의 세균까지는 그 효과를 기대할 수 없습니다. 사람에 따라서는 약 2주간의 사용으로 치아가 검게 착색되기도 합니다. 이 착색은 칫솔질과 구강청정제(가글링)로 제거할 수 없습니다. 치과에서 기계적으로 제거합니다.

여성에게 많은 악관절질환

❖ 악관절질환의 증상

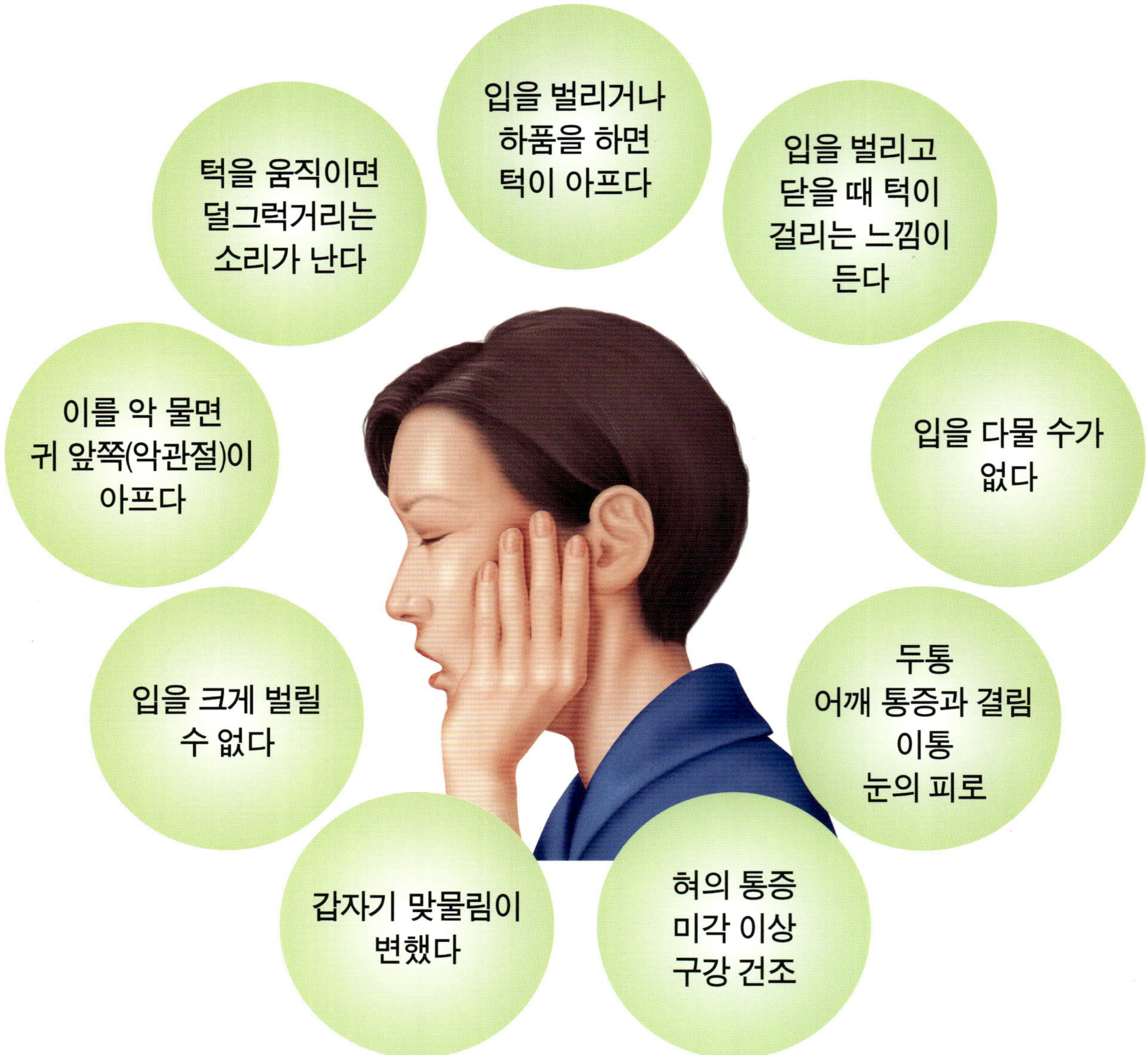
입을 벌리거나 하품을 하면 턱이 아프다
입을 벌리고 닫을 때 턱이 걸리는 느낌이 든다
입을 다물 수가 없다
두통
어깨 통증과 결림
이통
눈의 피로
혀의 통증
미각 이상
구강 건조
갑자기 맞물림이 변했다
입을 크게 벌릴 수 없다
이를 악 물면 귀 앞쪽(악관절)이 아프다
턱을 움직이면 덜그럭거리는 소리가 난다

1982년 1월～1996년 12월에 내원한 환자의 성별과 연령별 그래프

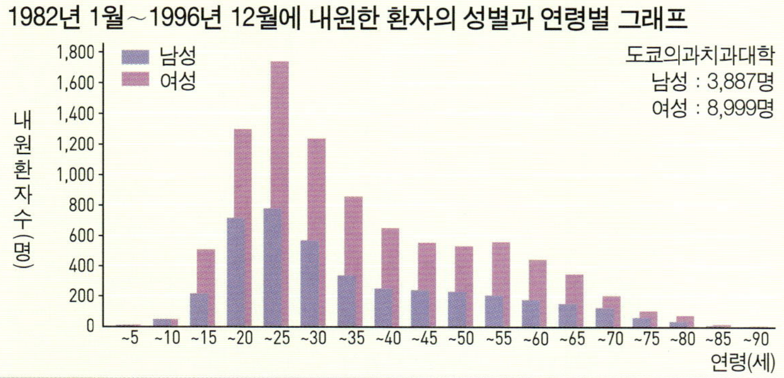

악관절질환의 치료법

1. 턱에 좋지 않은 생활습관과 자세를 깨닫고 개선
2. 교합 치료, 교합 부조화 개선
3. 스플린트(마우스피스와 비슷한 장치)를 이용한 치료
4. 약물요법
5. 외과적인 치료

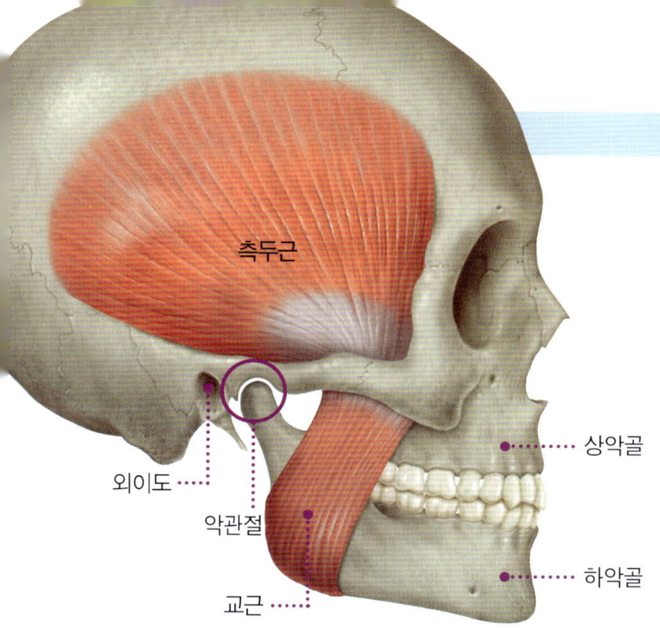

악관절질환은 다음 4개로 분류됩니다.

1. 근육 장애
2. 관절을 포함한 조직의 장애
3. 관절원판 장애
4. 관절을 만드는 뼈가 변형되는 장애

이 가운데 치과에 내원하는 환자의 약 3/4은 세 번째의 관절원판에 장애가 있는 타입입니다(아래 그림 참조). 또한 첫 번째의 근육 장애 타입은 악관절을 받치고 움직이는 교근과 측두근이 이갈기 등으로 지나치게 긴장을 하면 관자놀이 부근과 뺨에 통증이 생기는 것입니다(p54의 '이갈기와 악물기' 참조).

❖ 악관절 움직임과 관절원판 장애

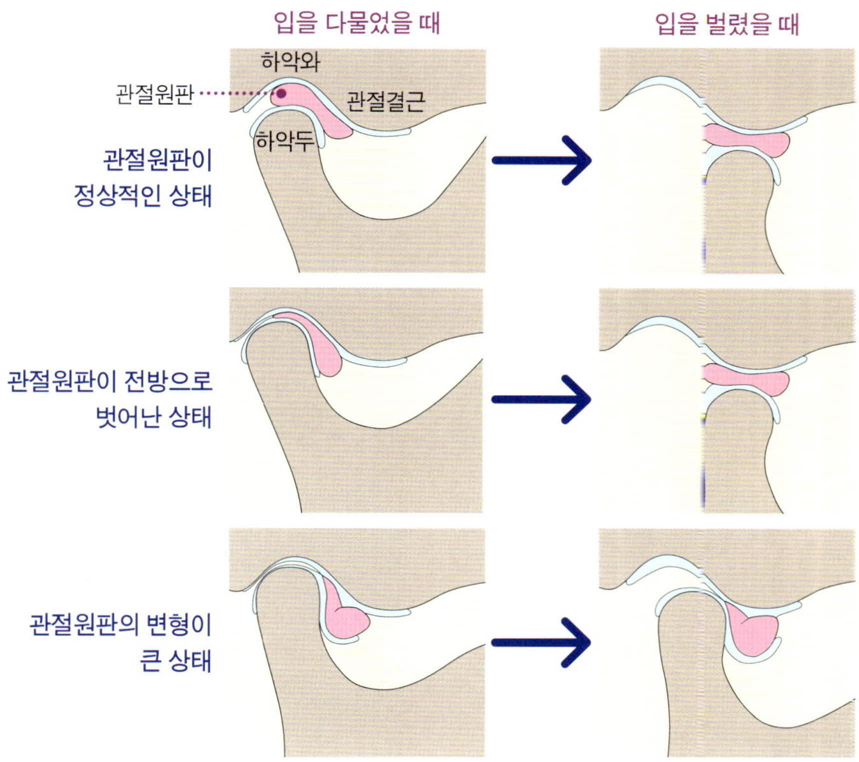

관절원판은 하악와와 하악두 사이에 자리하며 뼈와 뼈가 직접 스치지 않도록 쿠션 역할을 합니다. 입을 벌리면 하악두와 함께 관절원판도 앞쪽으로 이동합니다.

관절원판이 전방으로 벗어나 있으면 입을 벌리려고 할 때 하악두가 관절원판 밑으로 미끄러져 들어가려 합니다. 그때 '덜그덕' 하는 소리가 납니다.

관절원판의 변형이 심하면 하악두가 관절원판 밑으로 들어가지 못하게 되어 입을 크게 벌릴 수 없게 됩니다.

악관절질환은 턱관절과 그 주변부에 나타나는 다양한 증상을 통칭하는 병명으로, 두부, 경부 등과 같이 전신에 통증이 퍼지는 경우가 있는데 이 병의 본태는 악관절 내부와 그 주변의 만성 외상입니다.

하지만 원인은 다양해 다양한 인자가 복잡하게 얽혀 일어납니다. 즉, 발병의 계기가 되는 요인과 발병한 증상을 진행시키거나 지속시키는 인자가 있을 수 있습니다.

악관절질환은 남성보다 여성에게 많은데 10대 후반에서 30대의 젊은 연령층에 집중되어 있습니다.

악관절의 증상은 p52의 그림에서 볼 수 있듯이 다양하며, 진단법으로는 문진, 촉진, X선 검사, 자기공명영상법 등이 있습니다.

치료법은 병의 형태에 따라 다른데, 대부분의 경우 수술을 하지 않는 보존적 요법을 통해 증상은 경감합니다. 치아교합시 나타나는 불쾌한 증상은 시간이 지나면 감각이 익숙해져 사라지는 경우가 많으므로 대대적인 수복치료는 신중하게 해야 합니다.

브럭시즘(Bruxism : 이갈기와 악물기)

❖ 브럭시즘의 두경부에의 영향

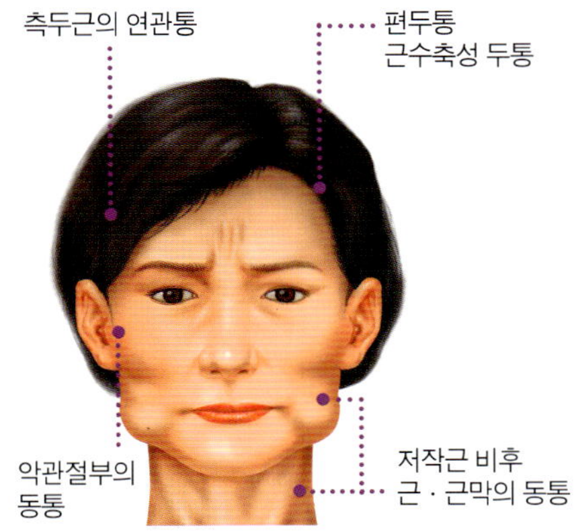

브럭시즘은 본인이 자각하지 못하고 일어나는 악습관입니다. 이가 마모되거나 턱관절이나 안면, 경부에 그 영향이 크게 나타납니다. 브럭시즘은 스트레스의 발산으로 일어난다고 보는 견해도 있습니다.

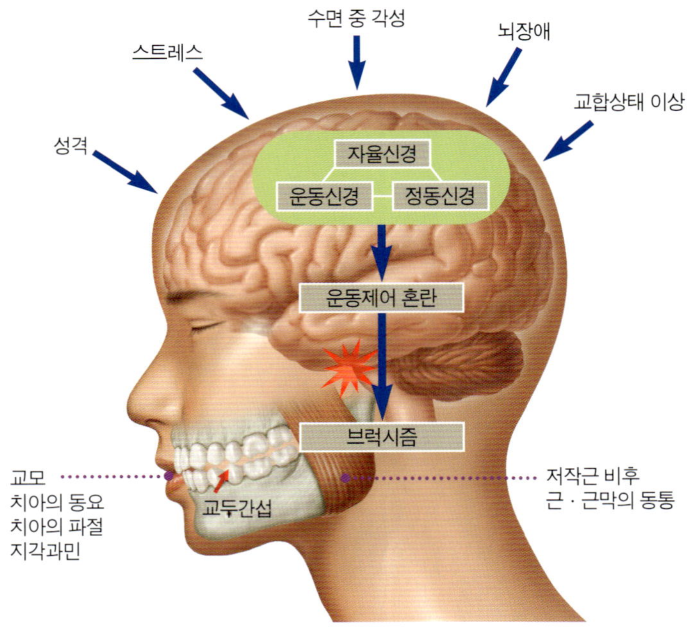

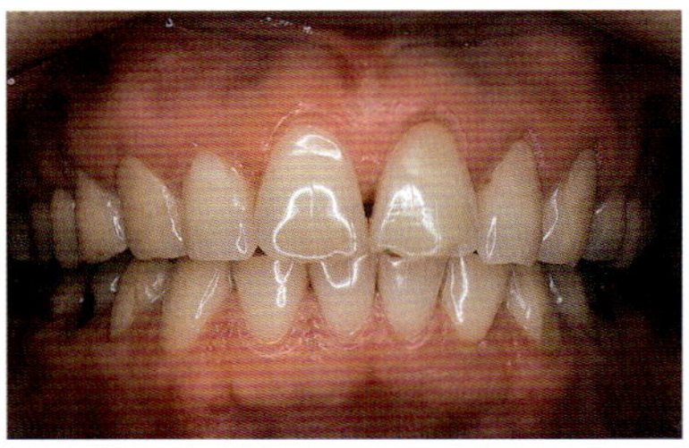

초진에서 약 12년 후의 재진료 시점에서 문진으로 야간의 이갈기를 알게 되어 이때에 스플린트를 장착했습니다. 절단과 교합면 마모에 주의해 주십시오.

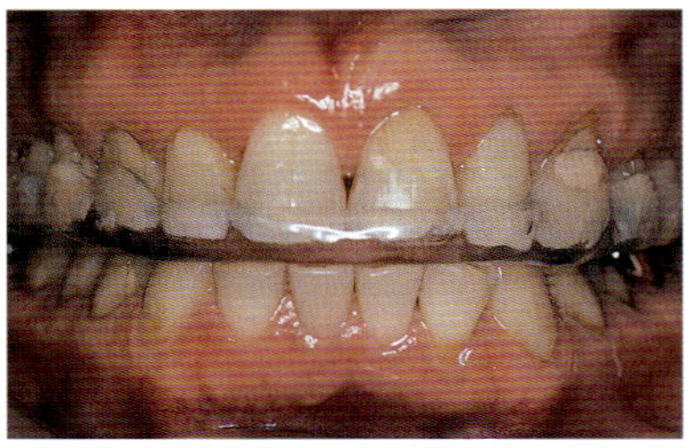

스플린트 장착 후 14년입니다. 보수와 재제작을 반복해 이것은 세 번째 제작품입니다. 스플린트는 야간에만 장착했습니다.

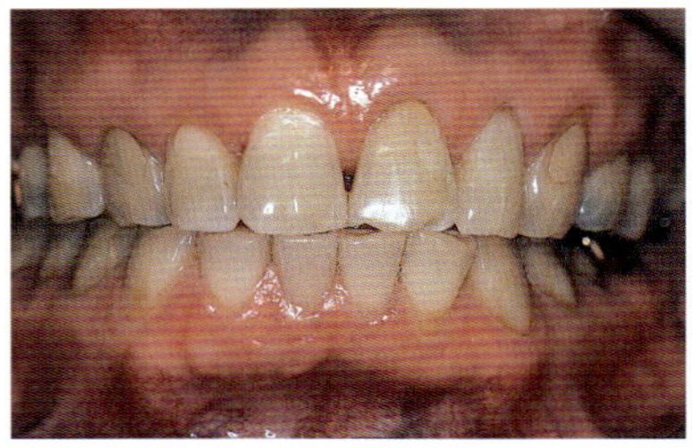

스플린트를 뺀 상태. 상악의 외측과 하악의 내측에는 혹처럼 튀어나온 뼈가 많이 관찰됩니다. 브럭시즘 환자에게는 비슷한 경향이 있는 것 같습니다.

저작, 연하, 발음 등의 정상적인 턱과 구강의 기능에 대해 정상적인 때와는 다른 턱의 위치를 취하는 활동을 이상기능(parafuntion)이라고 합니다. 이상기능이라는 것은 기능적인 목적이 없는 근육의 활동으로 이갈기도 그 중 하나입니다.

브럭시즘은 크게 나눠 수면시의 활동인 이갈기, 낮에 무의식중에 일어나는 악물기, 위아래의 치아를 딱딱 부딪치는 태핑(tapping)으로 분류됩니다. 브럭시즘(이갈기과 악물기)에 관련한 징후와 증상은 매우 많은 사람들에게서 볼 수 있지만 본인은 자각하지 못하는 경우가 많습니다. 최근 브럭시즘은 스트레스를 해방하는 생체의 한 가지 기능으로 보는 설도 있지만 어째서 이러한 증상이 일어나는가에 대해서는 아직 밝혀진 바가 없습니다. 치아의 맞물림 등 구강 내에 문제가 있는 경우, 심리적인 스트레스, 중추신경계의 이상 등을 원인으로 들 수 있습니다. 하지만 안타깝게도 적절한 진단법이 확립되지 않아 치료법은 대증 요법이 중심이 되는 상황입니다.

증례 환자는 1973년부터 2001년까지 정기적으로 통원한 여성(1936년 출생, 2001년에 뇌혈관 장애로 사망)인데, 1985년에 야간 브럭시즘 증상을 문진(치아마모가 연령에 비해 진행되어 있었음)을 통해 알게 되어 치아 보호 의미에서 야간에만 장착하는 스플린트를 제작하였습니다. 1999년이 마지막 내원이었는데, 스플린트의 씹는면은 몇 번 구멍이 나고 파손되어 수리와 제작을 반복하였습니다.

사랑니 문제 – 매복지치, 지치주위염 –

❖ 턱뼈 안에 매복되어 있는 사랑니가 있으면 앞쪽 치아에 영향을 줍니다

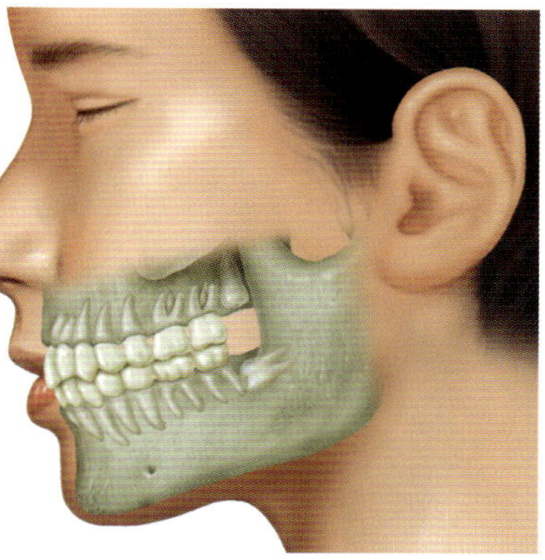

사랑니 문제(매복지치)는 남녀 불문하고 일어나는데, 특히 여성의 경우 임신 가능성이 있을 때에는 조기에 빼는 것이 바람직한 경우가 많습니다.

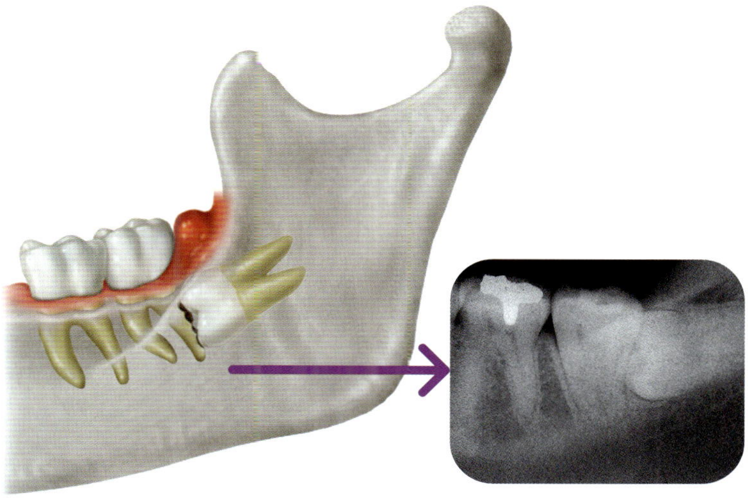

사랑니의 매복 상태는 다양합니다

제2대구치와 사랑니 사이의 잇몸 틈으로 세균 감염을 일으키고, 잇몸이 곪게 됩니다.

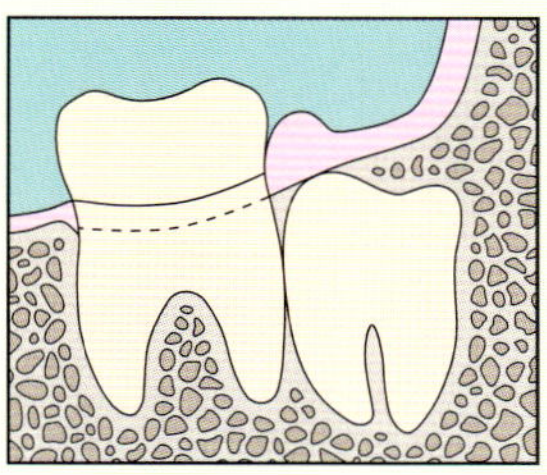

수직방향으로 매복되어 있는 경우

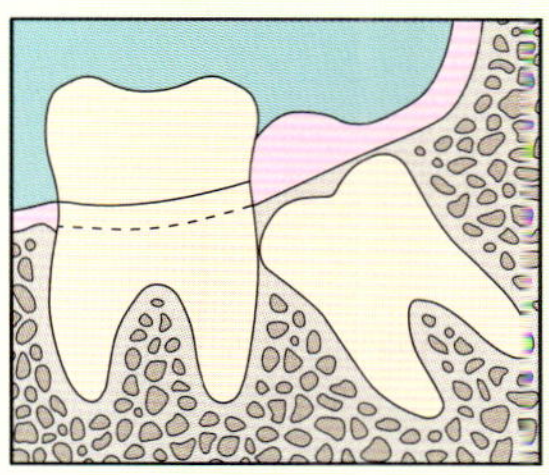

비스듬히 매복되어 있는 경우

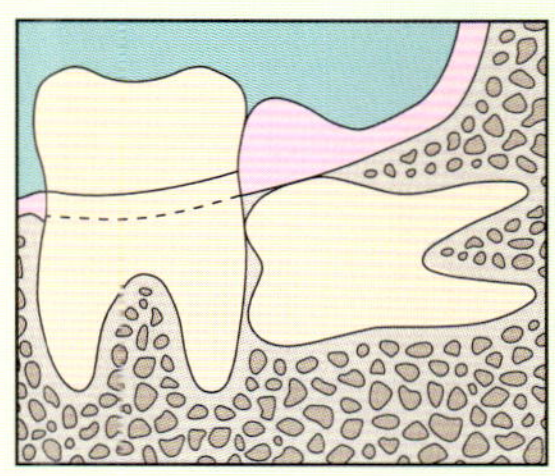

수평으로 매복되어 있는 경우

사랑니는 어금니의 뒤쪽에 있는 치아로 제3대구치 또는 지치라고 부릅니다. 일반적으로는 17~25세경에 자라나기 시작하는데, 퇴화 경향이 있습니다. 특히 하악에는 사랑니가 날만한 공간이 좁은 데다 잇몸이 두꺼워 정상적으로 자라나지 못하고 경사가 지거나 수평한 위치가 되는 경우가 많습니다. 그로 인해 치관의 일부만 노출되고 남은 부분은 매복된 상태이거나 완전히 하악골 안에 매복된 상태가 되는 경우가 있습니다.

이러한 지치의 매복으로 인해 그 앞에 위치한 제2대구치의 잇몸과 사랑니 사이에 깊은 틈이 형성되고 그곳에 음식물 찌꺼기가 끼거나 세균감염이 잘 일어나는 상태가 됩니다. 그 결과, 그 부분의 잇몸이 붓게되어 자발통, 압통이 나타나며 입을 벌리기 힘들어지고 하악임파선이 붓게 됩니다. 이러한 지치의 맹출이 잘 안 이루어져 일어나는 장애에서 생기는 염증을 지치주위염이라고 합니다. 그리고 그 앞에 있는 제2대구치의 치근흡수를 일으키는 경우도 있습니다. 또한 드문 경우이긴 하지만 지치의 매복 상태가 원인이 되어 악관절질환이 일어나기도 합니다.

대부분의 경우, 이러한 지치는 제2대구치를 건강한 상태로 유지하고 구강건강을 지키기 위해서도 발치를 하게 됩니다. 때로는 결손부(치아가 없는 부분)에 대한 이식치아로 이용되기도 합니다.

정기검진을 받자

❖ 정기검진의 중요성

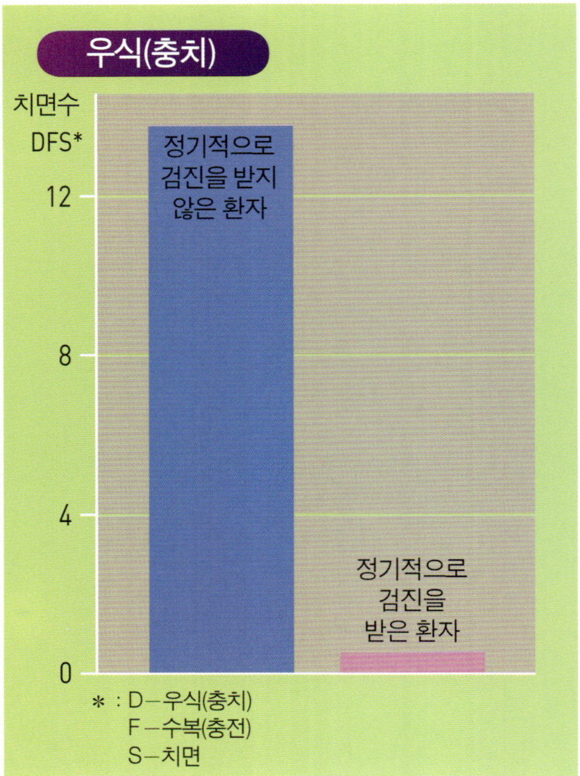

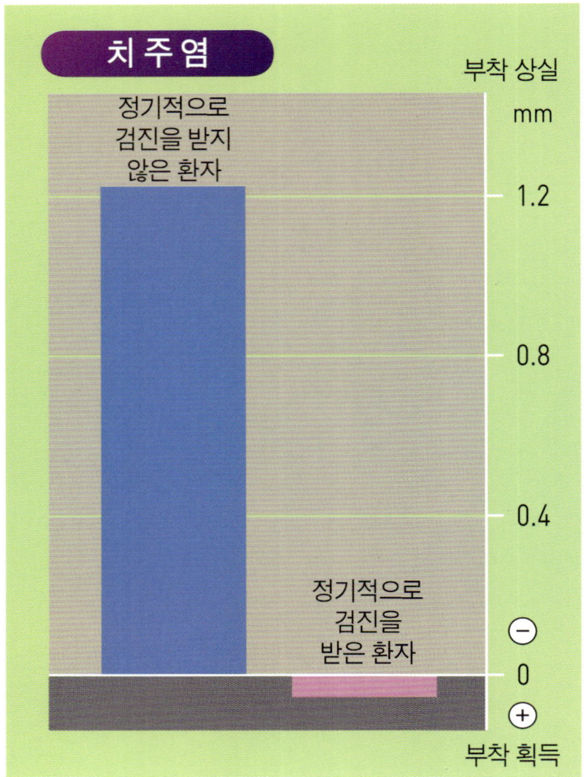

이 그래프는 액셀슨(Axelsson)과 린데(Lindhe)의 연구결과를 나타낸 것입니다. 좌측 그래프는 우식(충치)에 대해, 우측 그래프는 치주병에 대해 6년간에 걸쳐 정기적으로 내원하여 검진(recall)을 받은 환자와 받지 않은 환자를 비교한 결과를 나타낸 것입니다. 정기검진을 받은 그룹은 충치의 발생률이 제로에 가까울 정도로 낮으며, 치주병에 대해서는 약간이긴 하지만 잃어버린 조직의 회복(부착 획득)까지 나타나고 있습니다.

치과치료를 마친 뒤에도 평생을 통해 건강한 치아 구강을 유지하기 위해서는 정기적으로 치과를 방문해 전문가의 관리(치과의사 및 치과위생사를 통한 점검)를 받을 필요가 있습니다.

전문가가 하는 기계적인 바이오필름(치태) 제거는 일시적인 효과밖에 없으므로 단기간 안에 다시 세균이 부착하기 시작합니다. 그러므로 환자 스스로 매일 칫솔질과 함께 치실을 이용하여 치아 사이 부위를 청소하여 성숙한 바이오필름이 생기지 않도록 하는 것이 중요합니다.

동시에 자신의 병에 걸리기 쉬운 약점(위험인자)을 알고 위험인자를 개선하는 것이 중요합니다. 치주병은 일상의 생활습관에서 유래하는 만성질환입니다. 만성질환을 고치려면, 예를 들어 당뇨병처럼 병에 대해 잘

❖ 정기검진 한 효과

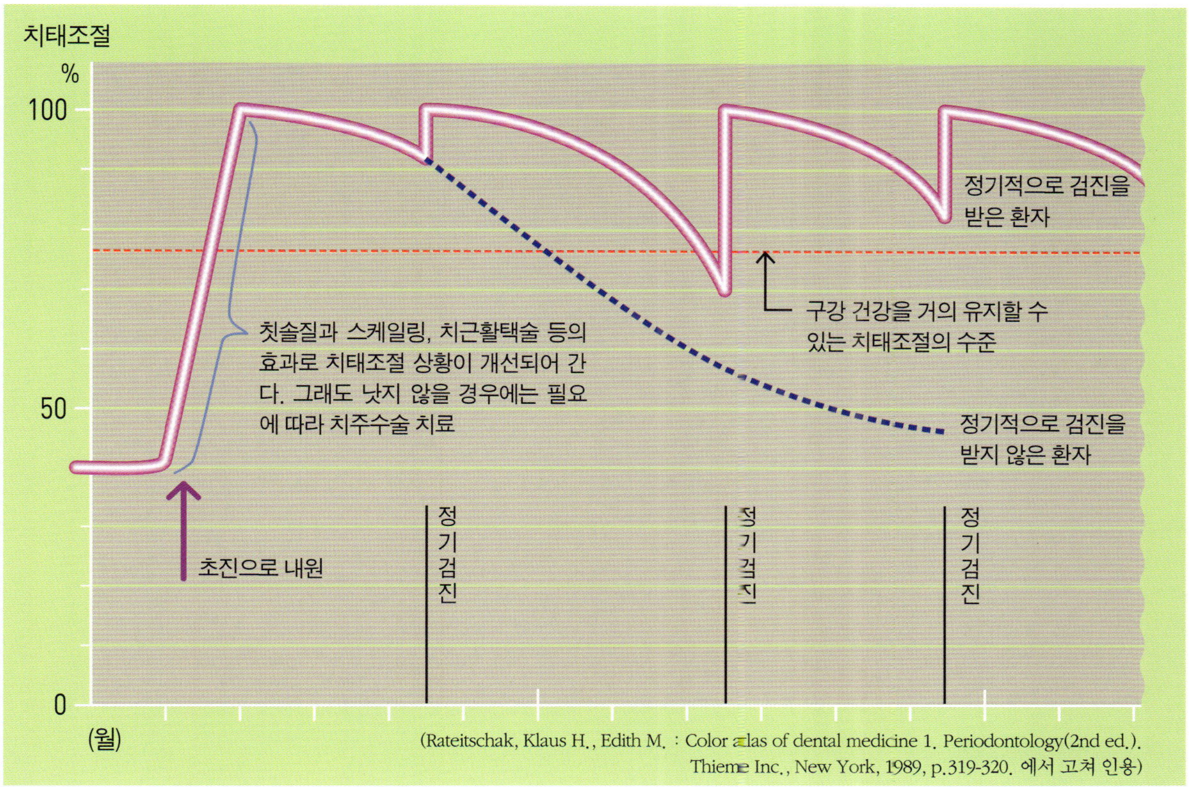

이 그래프도 정기검진의 효과를 보여줍니다. 초진(화살표)으로 내원한 환자가 최초에는 40% 정도의 치태조절 상태였는데, 치과위생사와 치과의사의 동기부여와 치료 노력으로 인해 최적의 수준으로 치료가 종료되었습니다. 하지만 여기서 치료가 끝났다고 판단해 그 후의 관리를 환자에게만 맡기게 된다면 어떻게 될까요? 점선으로 표시한 경과를 보이는 것이 매우 일반적인 경우일 것입니다. 정기적으로 통원하여 바이오필름(치태)을 기계적으로 제거하고 구강위생 상태와 일상생활의 재검토를 통해 처음에 실시한 치료의 성과를 오랫동안 유지시킬 수 있습니다.

알고 위험요인을 조절하는 것이 기본입니다.

정기적인 검진을 받기 위해 병원을 방문하고 그때마다 구강 검사를 실시하여 치태조절이 안 된 부분을 확인하고 개선해야 할 생활습관이 있다면 그것을 시정하고 기계적으로 바이오필름을 제거[전문용어로 PMTC (Professional Mechanical Teeth Cleaning라고 합니다)를 해줍니다.

이러한 확실한 정기검진은 치료의 일환으로 고려해야 할 사항으로, 앞으로의 치과는 치료를 하기 위해 가는 것이 아니라 구강건강을 지키고 유지하기 위해 가는 곳이라고 생각해야 합니다. 그러기 위해서는 꼭 신뢰할 수 있는 단골 치과를 가질 것을 권합니다.

II 여성과 치과치료

– 증례를 통해 여성의 생애 단계를 생각한다 –

교합유도와 치주조직의 변화

◎ 환자 : 1989년 12월 10일생 여아
◎ 초진 : 1998년 10월 11일(7세 10개월시)
◎ 주소 : 앞니의 배열이 좋지 않다
◎ 진단 : 앵글의 부정교합 분류 I급, 측절치의 반대교합
◎ 치료방침 : 가철성 교정 장치를 사용해 상악 측절치를 바깥쪽으로 이동한다

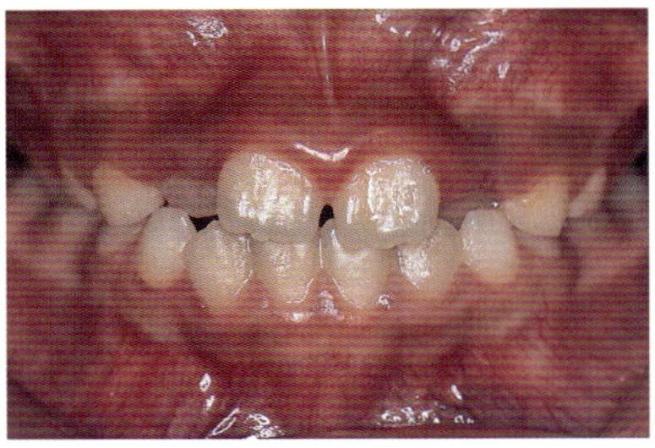
1997년 10월(7세 10개월)

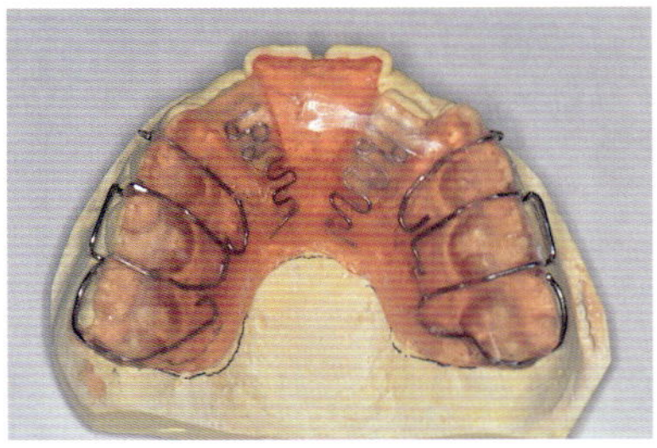

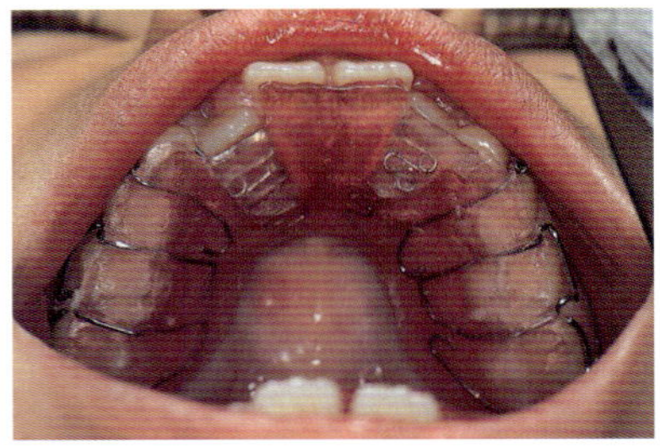

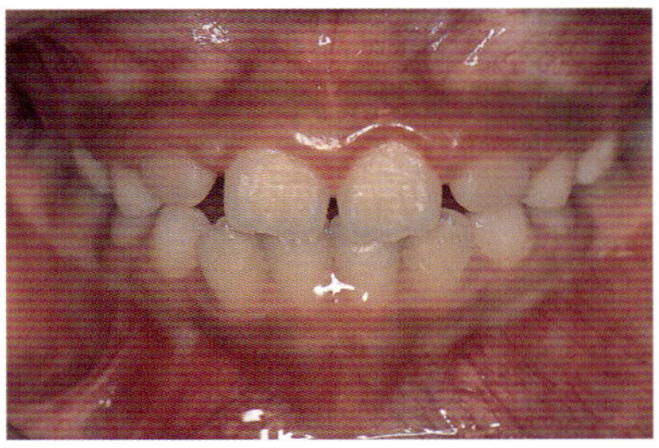
1998년 1월(8세 2개월)

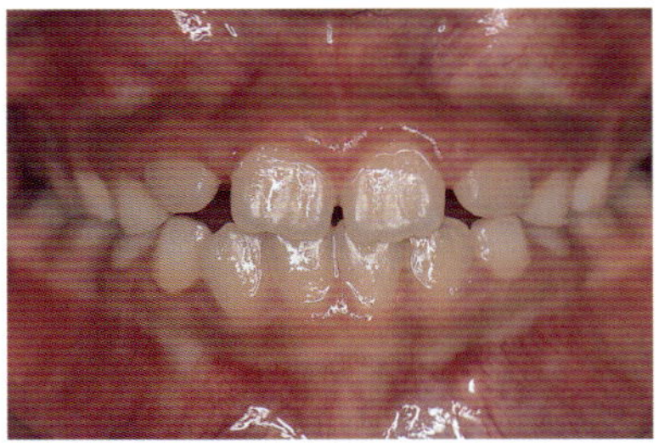
1998년 2월(8세 3개월)

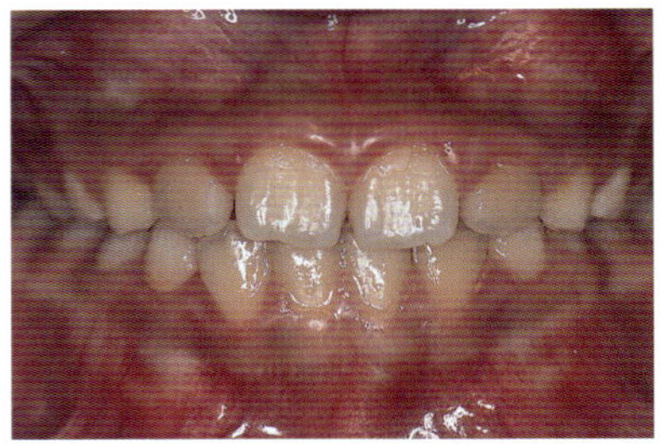
1998년 12월(9세)

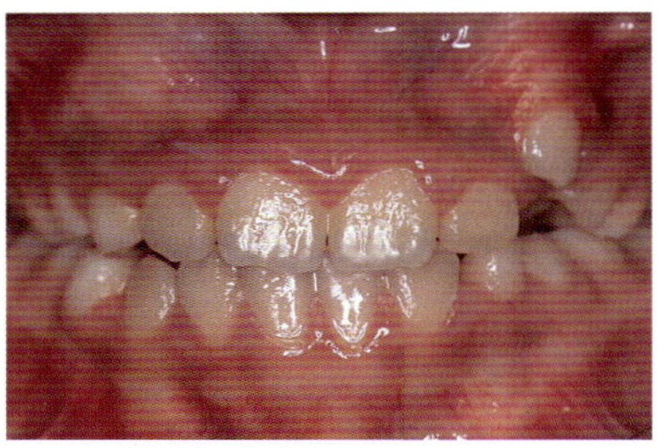
199년 6월(9세 6개월)

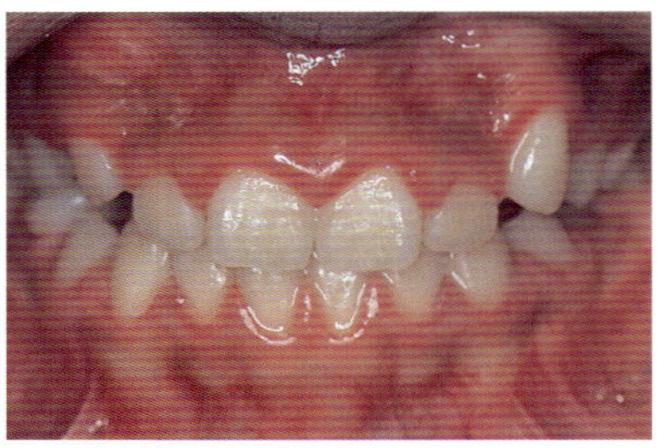
2000년 2월(10세 1개월)

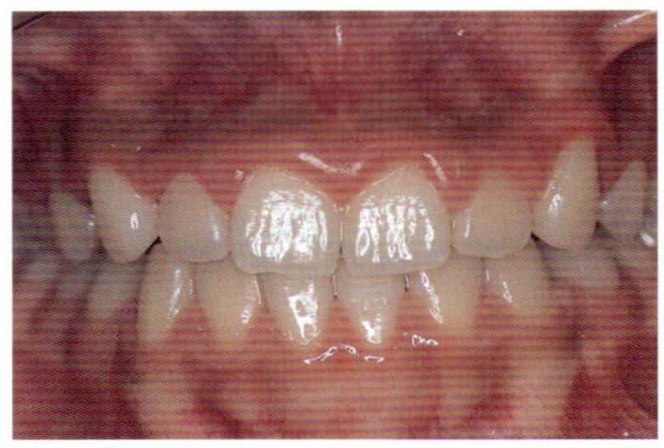
2000년 11월(10세 11개월)

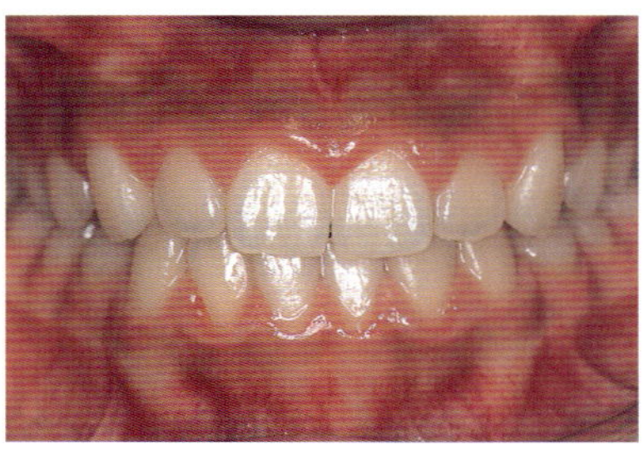
2001년 12월(12세)

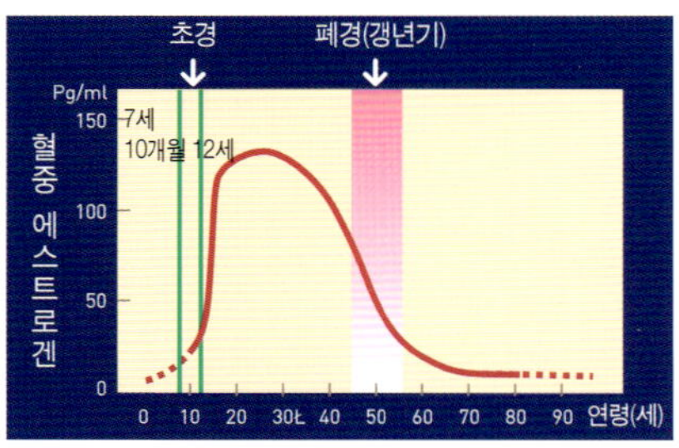

유구치가 소구치로 바뀌는 12세 무렵이 되면 제1대구치의 후방에 제2대구치가 나기 시작합니다. 이 치아가 맞물려 영구치의 치근이 완성될 무렵이면 저작근도 성숙되어 무는 힘이 성인에 가까워집니다. 바로 이 시기에 초경이 시작됩니다.

교합유도란 구강 안팎의 환경을 바로 잡아 교합(치아 맞물림)의 연령적 변화, 즉 성장발육의 변화를 올바른 방향으로 유도하거나 그 코스에서 벗어난 경우 빨리 수정하여 성인이 되는 과정의 치과적 관리를 해주는 것이라고 정의되어 있습니다.

이 환자는 앞니의 배열 때문에 내원하여 탈부착형 교정장치를 이용해 측절치를 바깥으로 이동시키며 치열과 맞물림(교합상태)의 개선을 꾀했습니다.

치아배열 변화에 따라 구강청소를 하기 쉬워지고 잇몸의 염증상태가 개선됩니다.

잇몸의 변화를 주의해 보면 사춘기의 호르몬 분비 증가가 미묘하게 반영되고 있다는 것을 알 수 있습니다.

사춘기의 치은염 증례

◎ 환자 : 1973년 8월생 여자
◎ 초진 : 1987년 7월(13세시)
◎ 내원동기 : 치주염으로 치료중인 어머니에게 이끌려

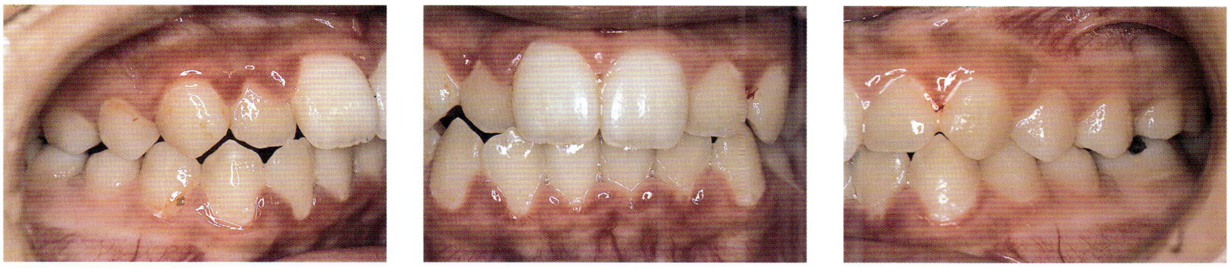

1987년 7월(13세 11개월)

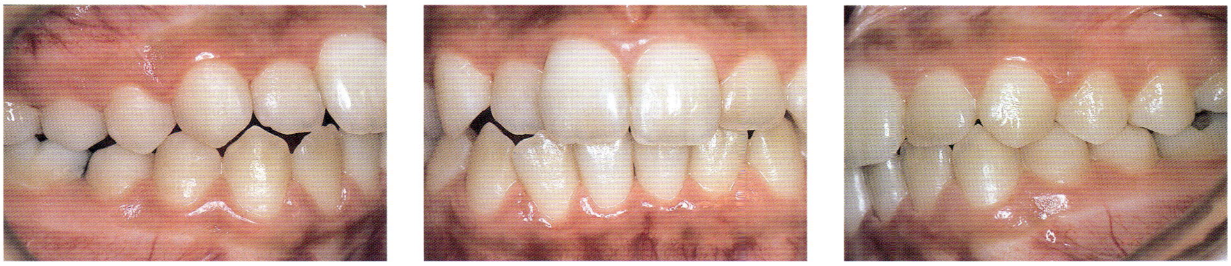

1987년 9월(14세 1개월)

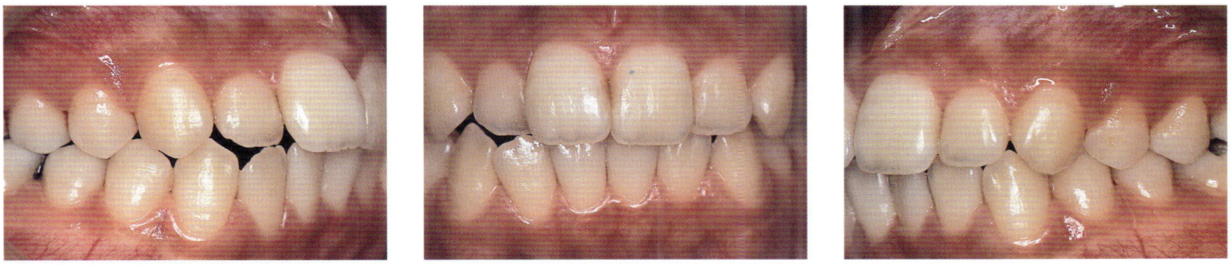

1991년 8월(18세)

환자 어머니는 중증 치주염으로 통원하고 있었습니다. 어머니가 37세에 내원한 시점에는 이미 말기 치주병으로 5개의 치아를 상실한 상태였으며, 남은 치아도 중등도에서 중증의 치주염으로 옮겨가고 있었습니다.

사춘기, 임신기에 치은염이 악화되어 그대로 치료하지 않고 악화된 게 아닐까 짐작되어 어머니에게 설명을 하자 두 딸을 데리고 내원했습니다.

13세라는 연령에 비해 다량의 침착물(바이오필름)이 보여 그 자극이 마침 사춘기와 겹쳐져 잇몸의 염증상태가 악화된 것 같습니다.

치과위생사의 구강위생 지도와 전문가 치태 관리로 치은염의 증상은 개선되었고, 1995년에 이사할 때까지 양호한 상태를 유지했습니다.

참고로 아래 사진은 이 환자 언니로 같은 시기에 14세 나이에 내원했을 때의 것입니다. 치석이 있긴 하지만 잇몸의 염증 증상은 경미했습니다. 같은 사춘기에 자매 사이여도 개인차가 있다는 것을 느낄 수 있습니다.

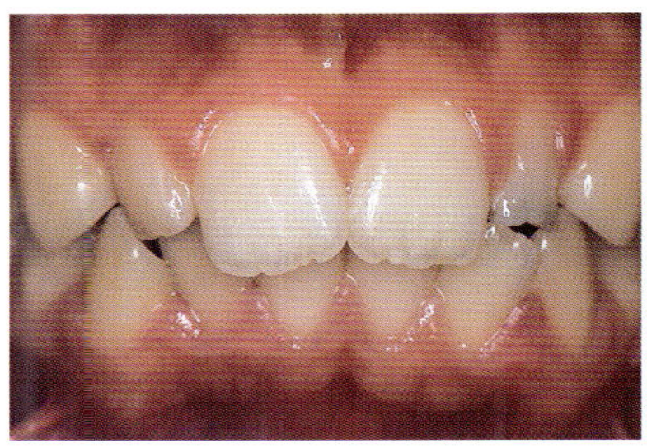

환자의 언니,
1972년생,
1987년 8월(14세)

임신기에 잇몸 염증이 악화된 증례

◎ 환자 : 1952년생 여성
◎ 초진 : 1986년 4월(34세)
◎ 주소 : 잇몸이 붓는다 ◎ 흡연경험 : 없음

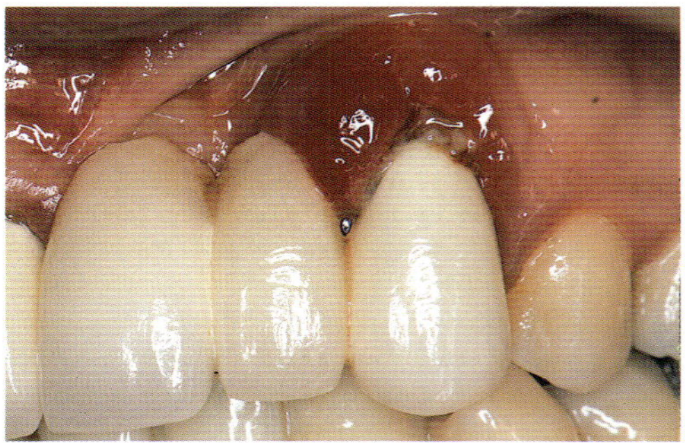
1986년 4월

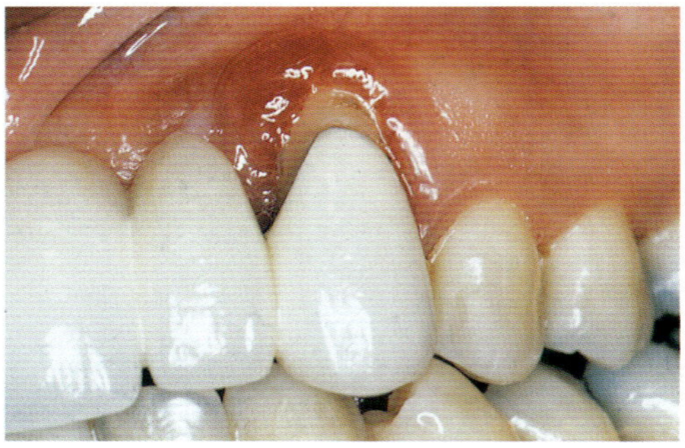
1986년 5월

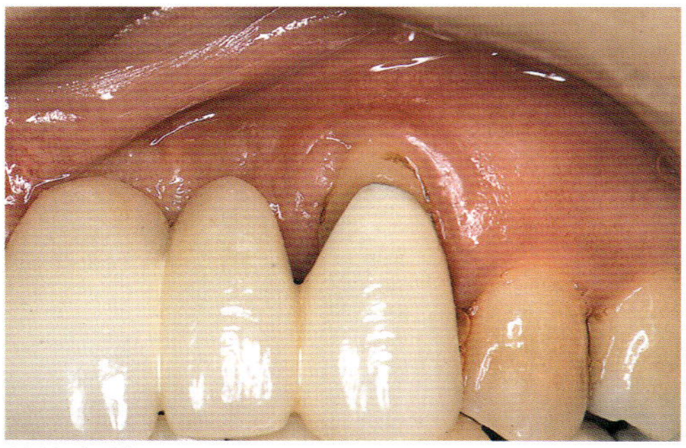
1986년 7월

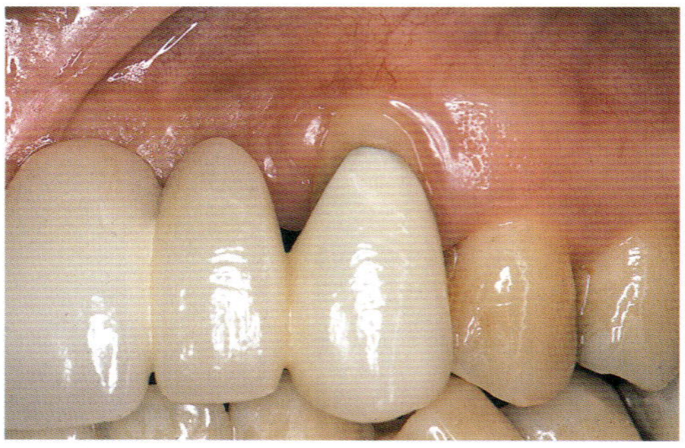
1986년 8월

임산부 환자의 예입니다. 상악좌측의 송곳니 잇몸에 현저한 염증성 종창이 있습니다. 프레보텔라 인터메디아(Prevotella intermedia)균에 감염된 것으로 보입니다(p31 참조).

철저한 치태관리 지도가 이루어지고 환자도 열심히 따라주었습니다. 칫솔질만으로 염증은 극적으로 개선됐습니다.

이와 같이 임신기에는 약간의 자극물(치면의 침착물, 바이오필름)의 존재로도 염증이 지나치게 일어난다는 것을 이해할 수 있을 것입니다. 또한 이러한 반응을 보이는 환자는 월경시에도 치은염이 악화하는 경향이 있는 것으로 보입니다. 여성의 생애를 통한 호르몬 변동은 눈에 보이는 치주조직에 다양한 영향을 줍니다.

또한 이 송곳니 부분에는 부착치은(치아주변을 둘러싸고 있는 단단한 잇몸)이 거의 존재하지 않습니다. 이러한 해부학적 약점도 위험인자로서 염증의 악화에 관여하는 것으로 짐작됩니다.

[임신기의 주요 구강 증상]

치은염 : 가장 많이 보이는 증상입니다. 잇몸에 염증성 부종이 보입니다. 방치해두면 치주염으로 이행합니다.
임신종 : 치은염 부분에 발생합니다. 빈도는 0~9.6%라고 보고되고 있습니다. 출산 후에 줄어들거나 없어집니다.
치아의 흔들림 : 잇몸 염증에 동반한다고 짐작됩니다. 임신에 따른 치조골의 무기질의 변화도 원인 중 하나입니다.
구강건조증 : 임신에 따른 호르몬 변화로 구강의 건조감이 느껴집니다. 임산부의 44%가 구강의 건조감을 호소한다는 보고가 있습니다.

치주염과 여성 호르몬의 관련성을 보여주는 증례

◎ 환자 : 1940년생 여성
◎ 초진 : 1988년 6월(48세)
◎ 주소 : 구취와 잇몸 출혈이 거슬린다 ◎ 흡연경험 : 없음

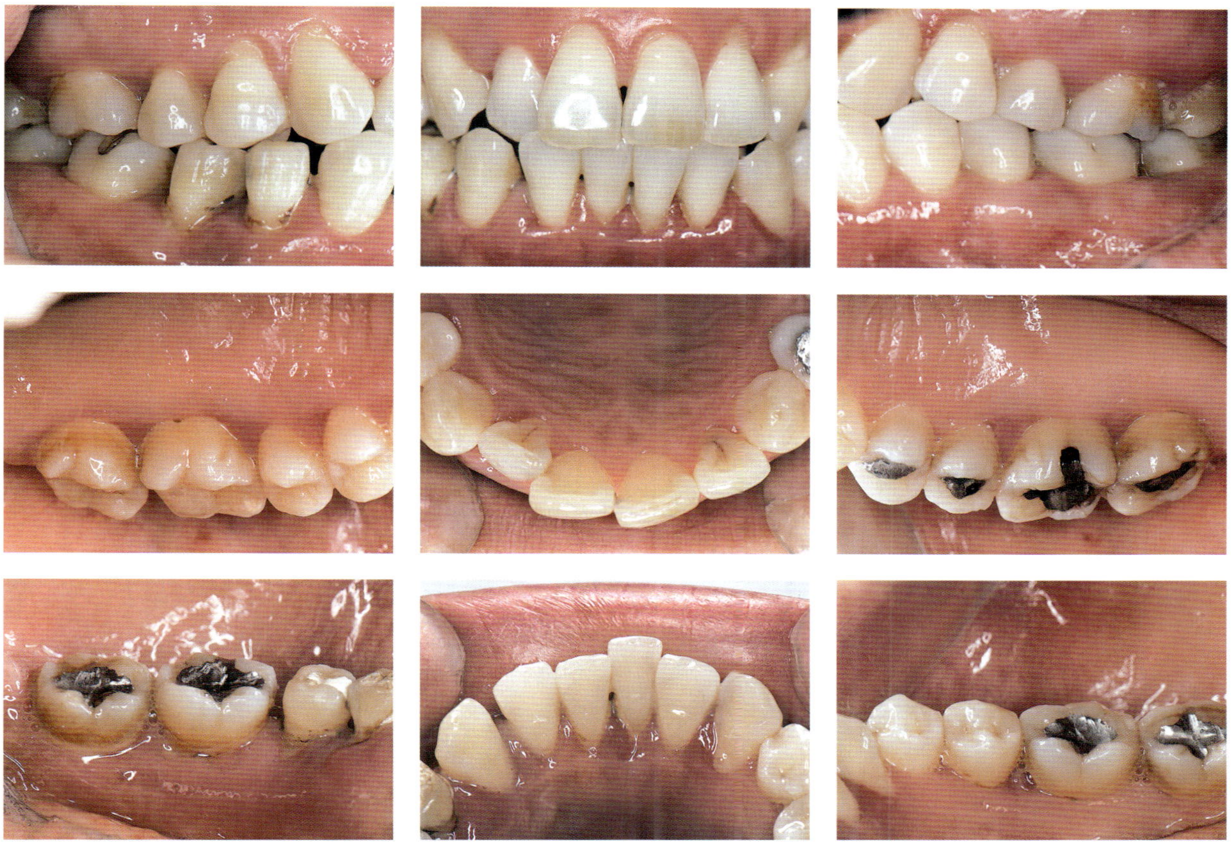

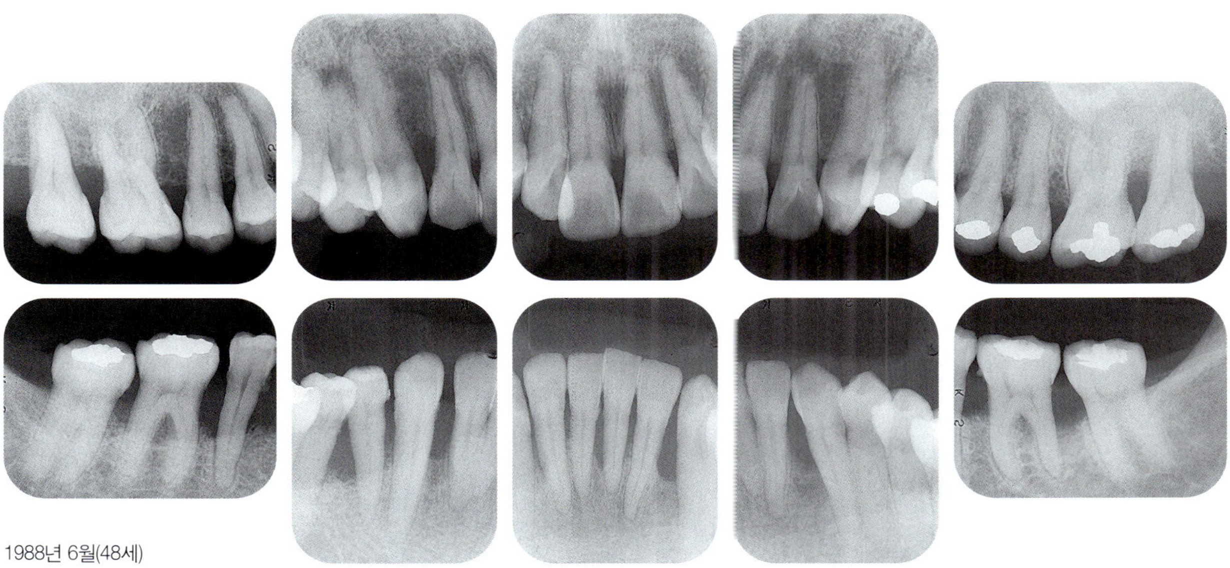

1988년 6월(48세)

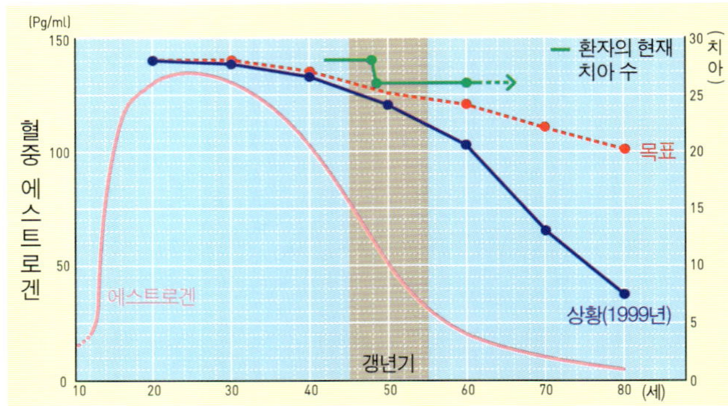

환자의 현재 치아 수 추이와 목표치, 1인평균현재치아수(1999년) 및 여성 호르몬 변동과의 대비.
48~62세까지 계속해서 점검을 하고 있다.

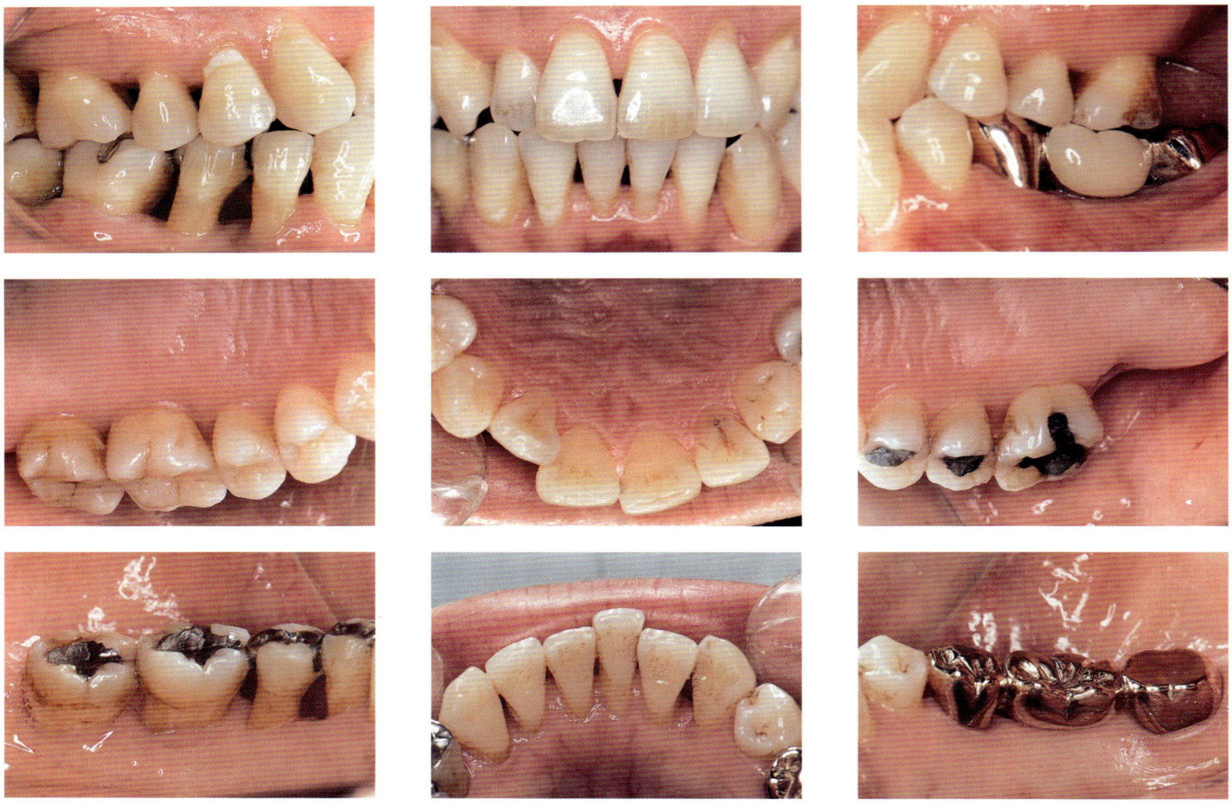

1999년 12월(50세)

환자는 구취와 잇몸출혈을 주소로 내원했습니다. 비교적 구강위생 관리는 양호했음에도 불구하고 전체적으로 잇몸에서 출혈이 많았고, X선 사진에는 치조골 흡수도 보여, 중등도에서 일부 중증 골 흡수가 인지되었습니다. 전신적인 기왕력으로는 천식으로 인해 약 10년 전부터 약을 복용하고 있으며 몸이 안 좋을 때 가벼운 발작이 나타나는 정도였습니다.

45세 무렵부터 그때까지 규칙적이던 생리가 2개월에 한 번으로 바뀌고 내원할 시기에 마침 폐경을 맞이해 안면이 붉고 화끈거리는 모습(p15 좌측 그림 참조)이었습니다. 갱년기 증상의 가장 현저한 상태로 내원한 것이었습니다. 흡연경험은 없었습니다.

일반적인 경우에 따라 스케일링과 잇몸치료를 했지만 치료를 받은 부위의 상태는 오히려 악화되고 말았습니다. 그로 인해 테트라사이클린 계열의 항생물질 투여 하에 잇몸수술을 했습니다. 치료는 출혈도 심하고 환자의 상태도 불안정하다는 악조건 속에서 이루어졌습니다.

처치할 때에 잇몸 아래에는 다량의 불량육아조직이 관찰되었습니다. 아마도 갱년기에는 잇몸이 매우 과민한 상태로 변화하거나 염증으로 인해 육아조직이 형성되기 쉬워진다거나 치주병에 관련하는 종류의 세균 활동성이 증폭되는 게 아닌가 짐작됩니다.

잇몸수술 후에는 순조로운 반응이 나타나, 약 1년 후에는 양호한 치유 결과를 얻을 수 있었습니다. 그 무렵에는 갱년기 특유의 불쾌 증상도 서서히 줄어들고 전신적으로 안정된 상태가 되었습니다(p15 우측 그림 참조).

이후, 내원 간격도 한 달에서 3개월, 6개월로 늘려 나갔습니다. 재진찰 시에 잇몸검사시 출혈 부위가 약간 보이긴 했지만 2002년 11월 현재까지 14년간 건강한 구강 상태가 유지되고 있습니다.

이 환자처럼 오랜 인생 속에서 본인의 주위를 둘러싼 환경 변화와 전신의 건강상태, 특히 여성 호르몬의 급격한 균형 변화가 구강 내의 상황에 다양한 형태로 영향을 줍니다. 그 결과로 만약 치료받지 못한 치주병을 자기도 모르는 사이에 방치하게 되면 갱년기를 계기로 치주병이 진행되거나 다른 문제가 생길 가능성이 높아집니다.

하지만 이러한 시기에 접어들기 전에 환자가 신뢰할 수 있는 주치의를 두고 구강 내의 상태를 제대로 조절할 수 있는 상태를 갖춘다면 불쾌 증상이 나타날 가능성을 현저히 줄일 수 있습니다. 또는 문제가 생긴다 해도 그것을 최소한으로 줄일 수 있습니다.

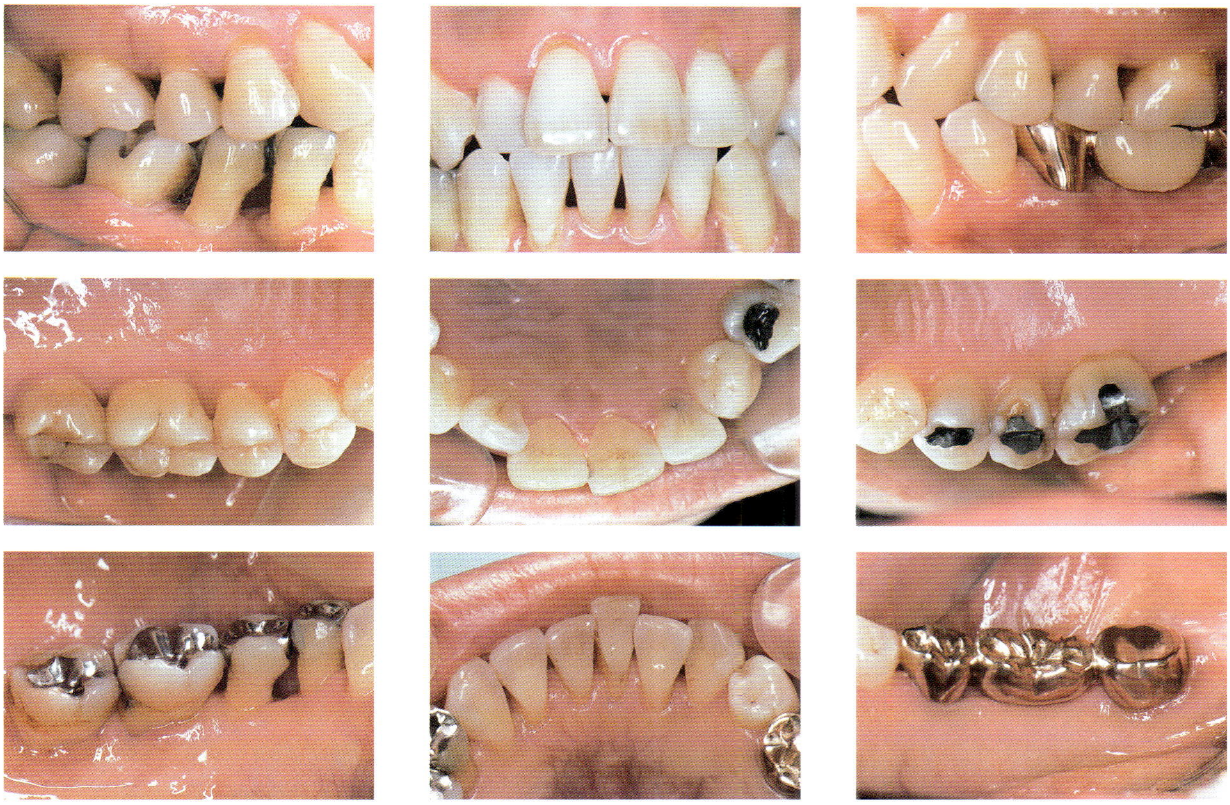

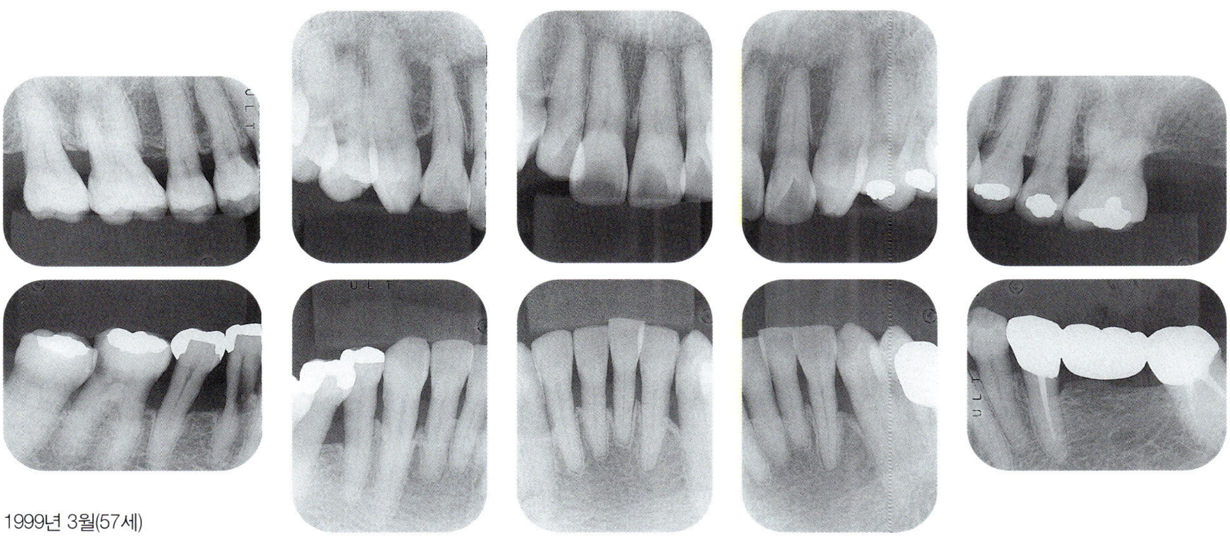

1999년 3월(57세)

성별에 따른 골 흡수 차이를 보여주는 증례

증례 A : 장기경과로 본 인공치아 주변 잇몸 변화

◎ 환자 : 1918년 8월생 여성
◎ 초진 : 1976년 10월(58세)
◎ 주소 : 하악 우측 안쪽 치아가 아프다 ◎ 흡연경험 : 없음

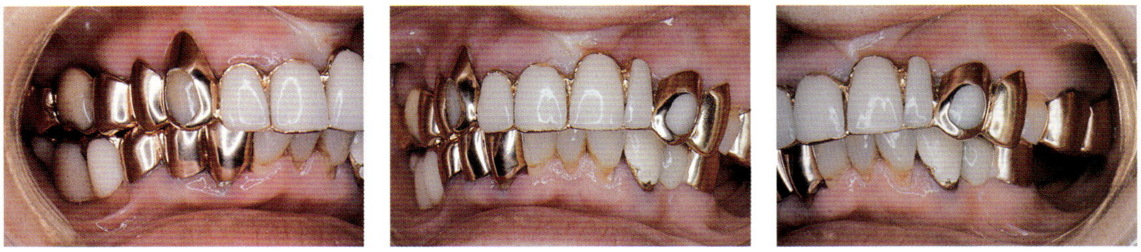

1976년 10월, 초진시

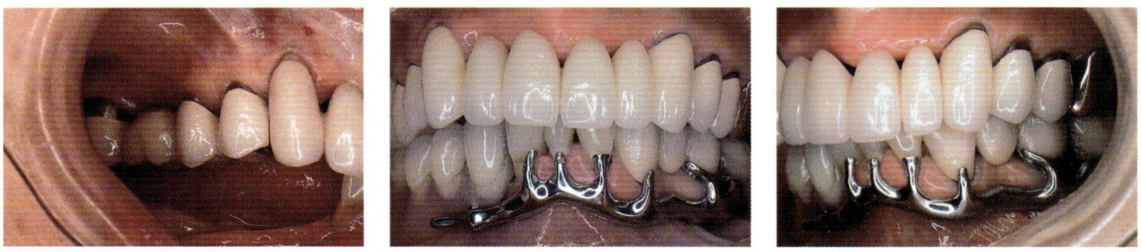

1977년 12월

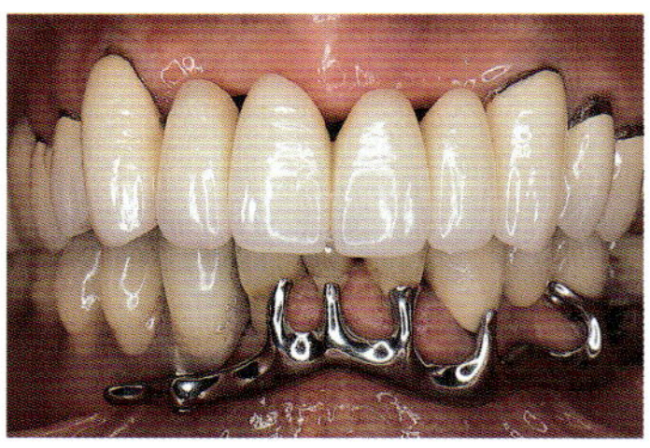

1981년 5월

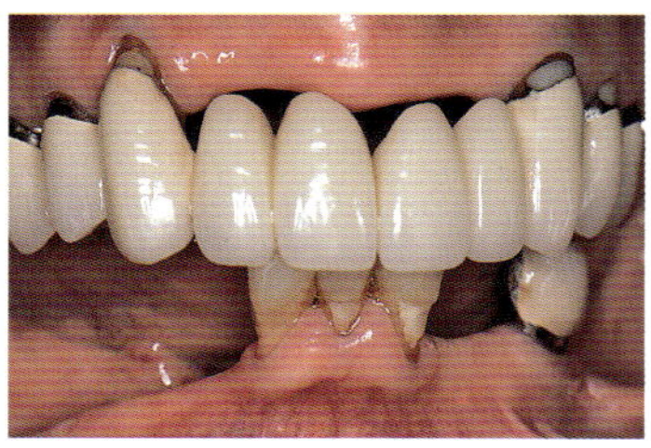

1987년 5월

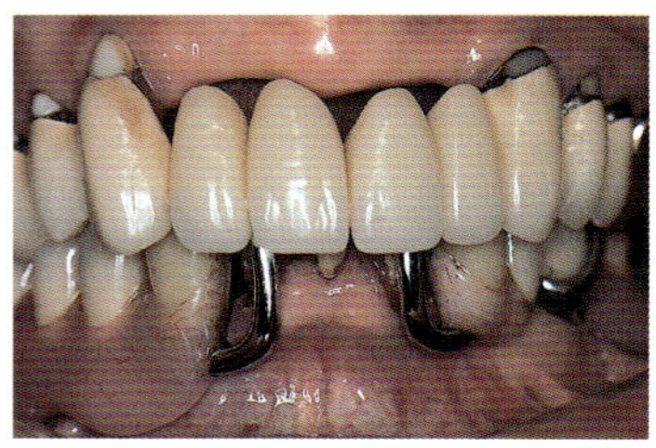

1990년 3월

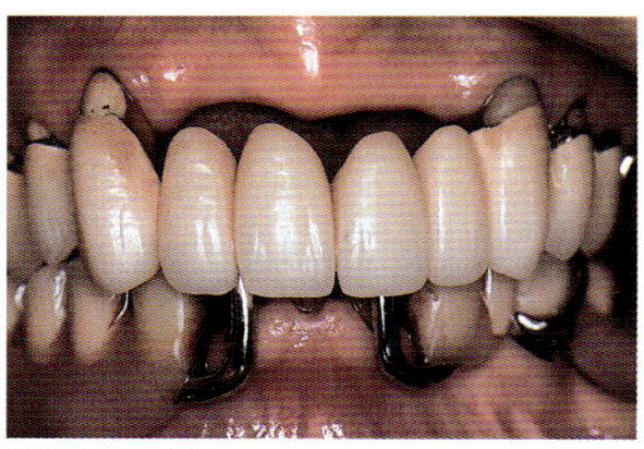

1996년 10월

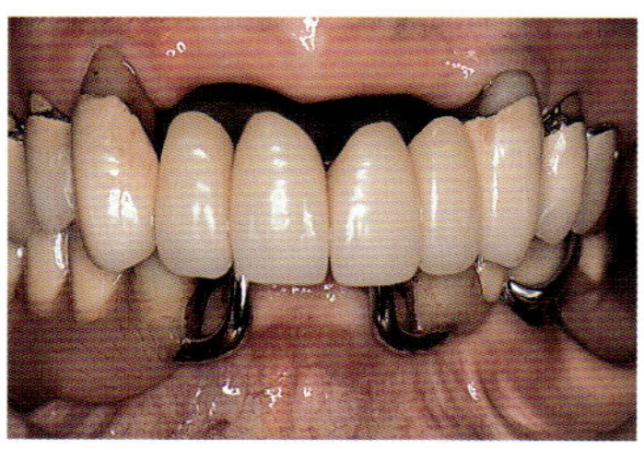

1999년 3월

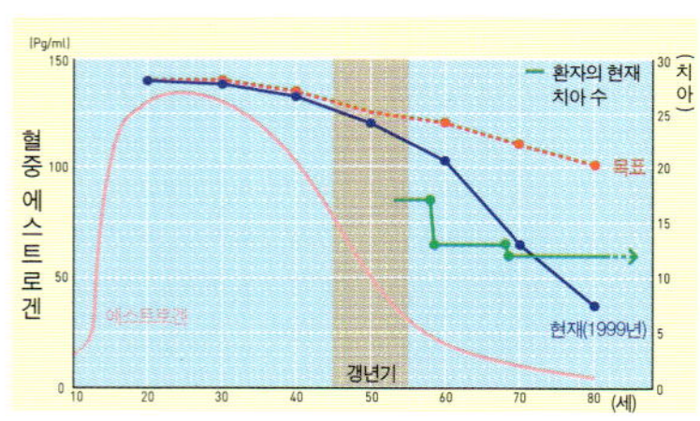

58~82세까지

증례 A는 58세 때에 치료를 받기 위해 내원한 환자입니다. 처음에 칫솔질 지도를 하고 환자가 구강 안을 청결하게 유지하기 위한 방법을 실행할 수 있다는 것을 확인한 다음에 고정식 부분틀니를 상악에, 하악에는 탈부착식 부분틀니를 제작했습니다. 그 후, 이 환자는 23년간 정기적으로 내원하고 있습니다. 이 사이에 치아가 깨져서 하악의 틀니는 다시 제작했습니다. 상악 전치부의 치아가 없는 잇몸 부분이 나이와 함께 흡수되어 고정틀니의 인공 치아와 잇몸 사이에 공간이 커진 것을 알 수 있습니다. 또한 고정틀니를 지탱하는 지대치의 치아뿌리가 서서히 노출하는 것도 알 수 있을 것입니다. 하지만 자신의 치아 주위 잇몸은 치아가 없는 부분의 잇몸보다 적게 내려간 것을 봐주십시오. 이것은 치아를 가능한 한 뽑지 않고 보존하는 게 주위의 잇몸, 그리고 그 아래에 있는 치조골의 보존으로 이어진다는 것을 보여주고 있습니다.

증례 B : 증례 A와 동갑 남성의 장기 경과로 본 틀니 주변 잇몸의 변화

◎ 환자 : 1918년생 남성
◎ 초진 : 1971년 6월(52세)
◎ 주소 : 하악 안쪽 보철물이 파손되어 아프다　　◎흡연경험 : 없음

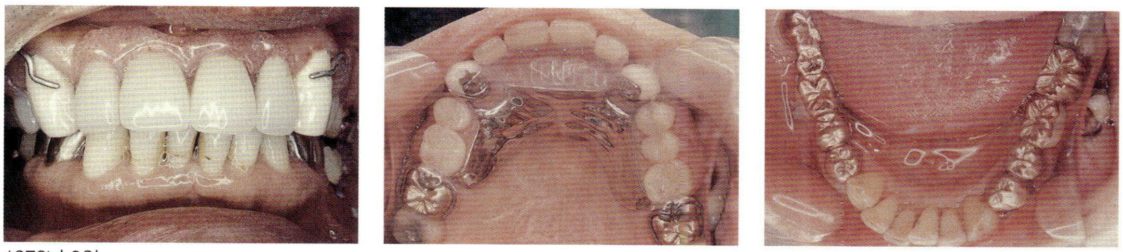
1972년 3월

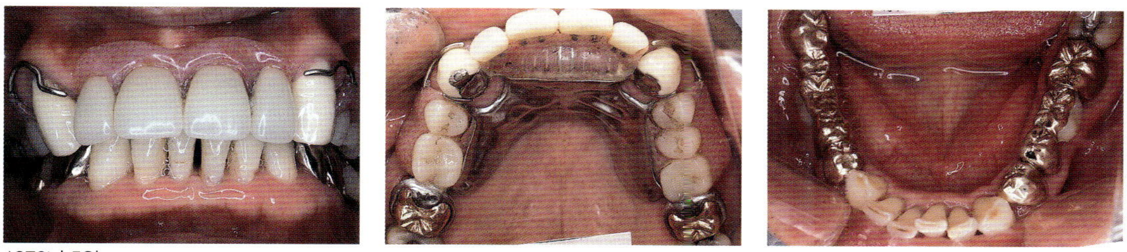
1978년 5월

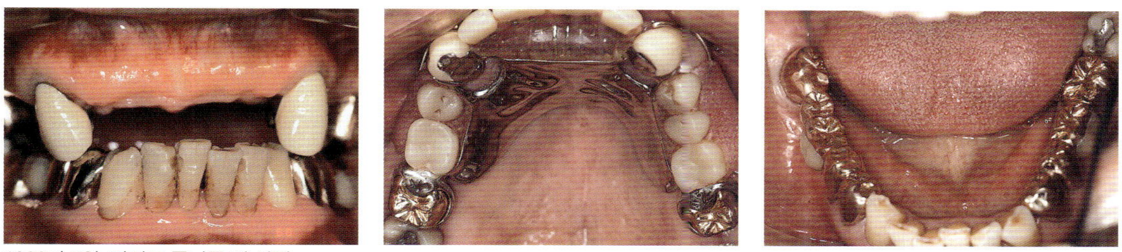
1988년 7월, 정면은 틀니를 뺀 상태

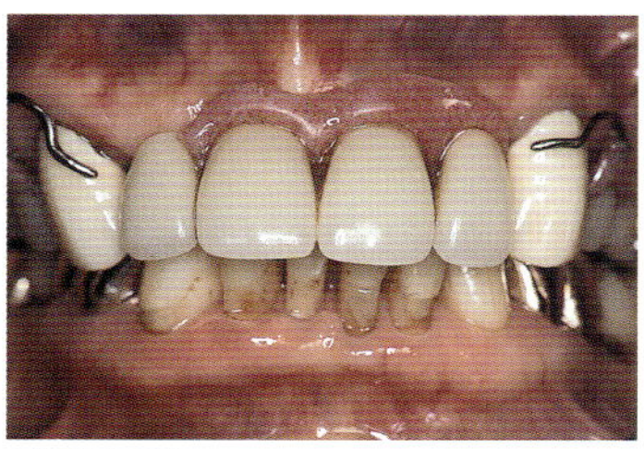
1990년 2월

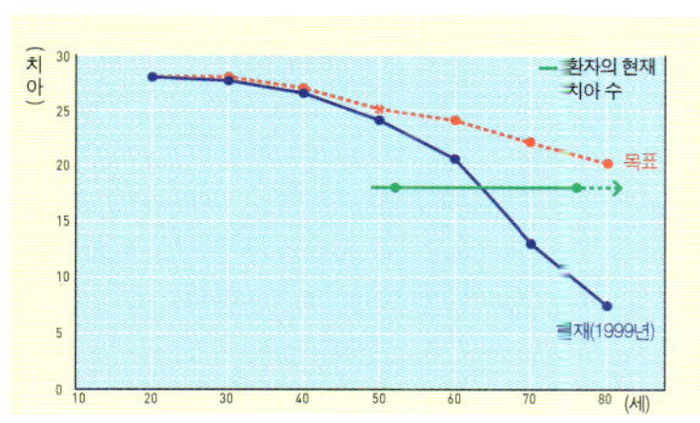

52~76세까지

같은 연령의 남성 증례(증례 B)와 비교해 보십시오. 이 증례를 통해 남성과 여성의 성별에 따른 차이를 확연하게 알 수 있을 것입니다.

1988년 7월 정면 사진은 틀니를 뺀 상태입니다. 잇몸의 변화는 매우 미미합니다. 남은 치아의 잇몸 퇴축도 거의 보이지 않습니다. 증례 A의 환자와 비교하면 흡연 습관이 없고 전신적인 병력도 없는 동년배 남성은 치조골의 흡수와 치근노출 정도도 훨씬 가볍다는 것을 확인할 수 있습니다.

현실적으로는 동년배의 환자를 비교하면 남성의 흡연율이 높기 때문에 평균으로 보면 구강 내의 상태는 여성보다 남성이 더 나쁘게 느껴집니다. 흡연은 여러분이 생각하는 이상으로 구강의 건강을 해치고 치아의 상실로 이어지고 있는 것입니다. 흡연의 폐해가 나타나기까지는 20~30년이라는 장기간의 시간이 필요하기 때문에 그 영향이 과소평가되는 것이 큰 문제입니다.

호르몬 보조요법을 하는 여성의 증례

◎ 환자 : 1938년생 여성
◎ 초진 : 1972년 7월(33세)
◎ 주소 : 결손부의 보철 처치를 희망
◎ 흡연경험 : 없음

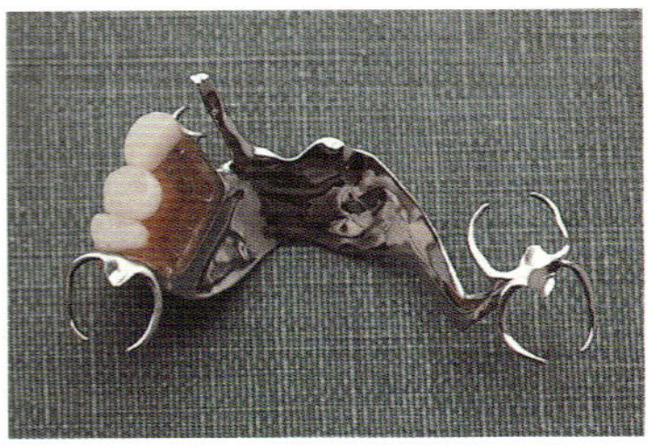

1972년 12월

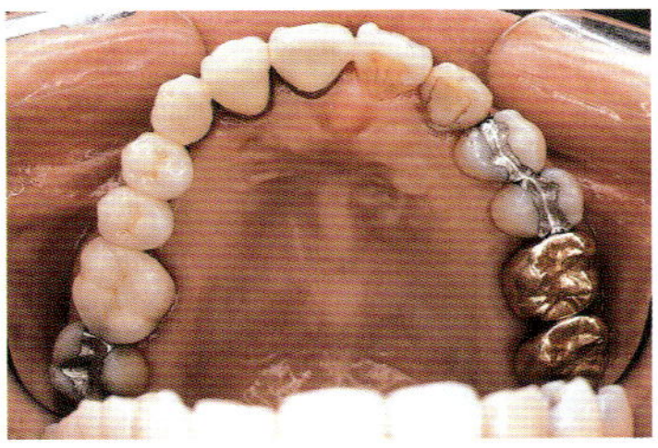

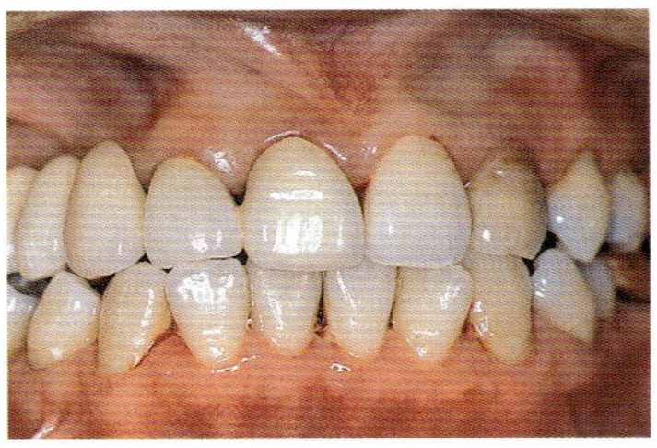

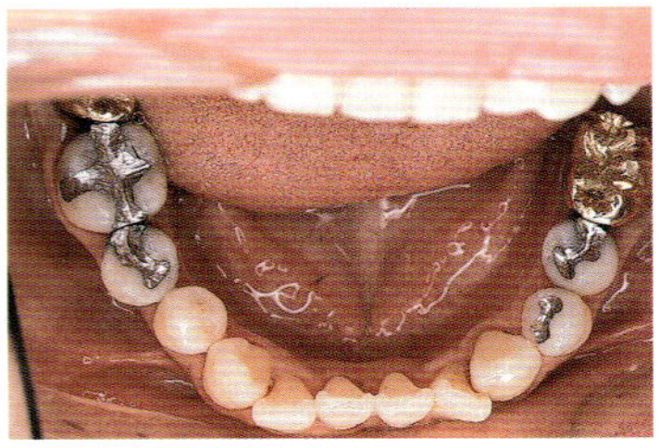

1982년 12월

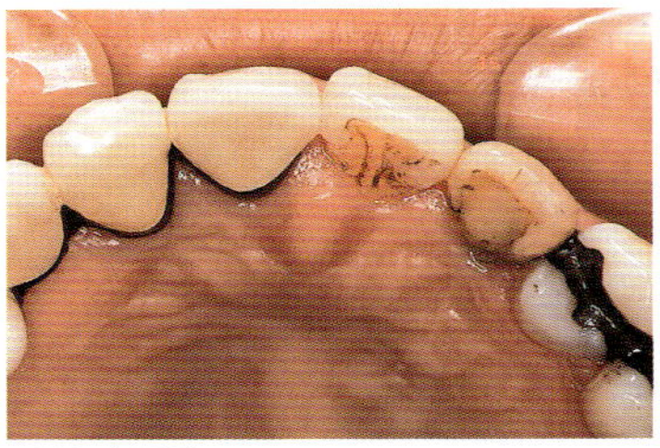

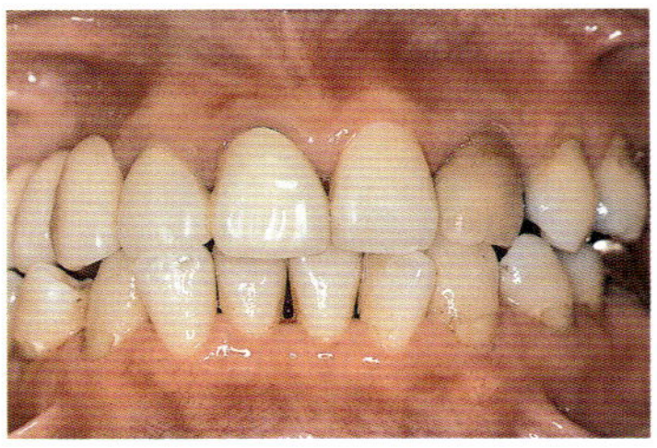

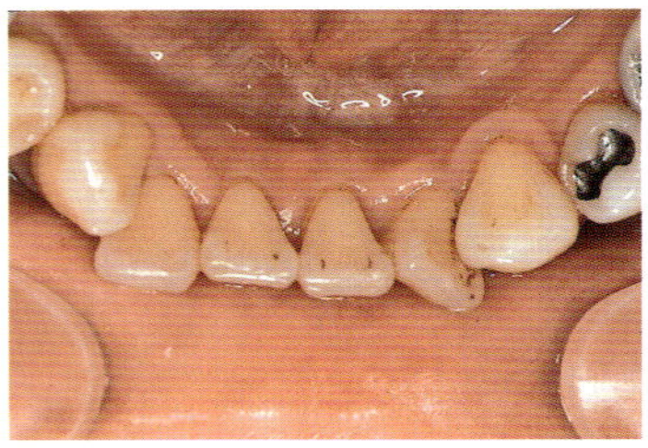

1992년 12월

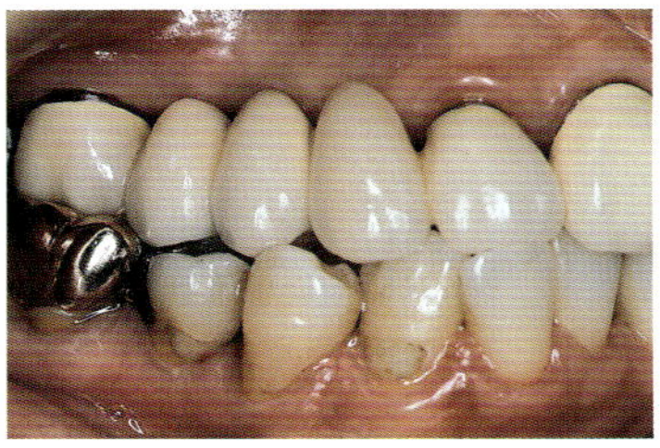

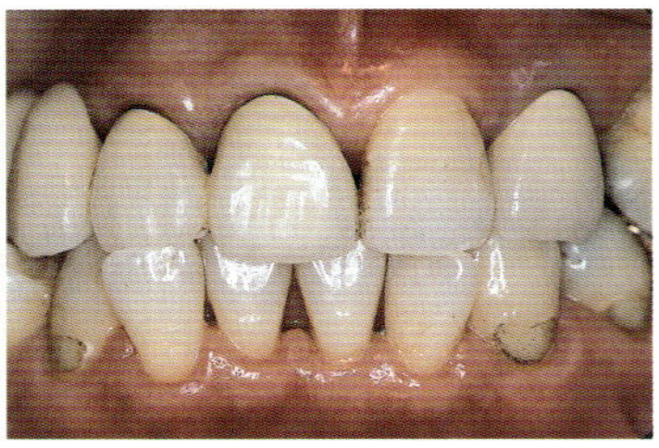

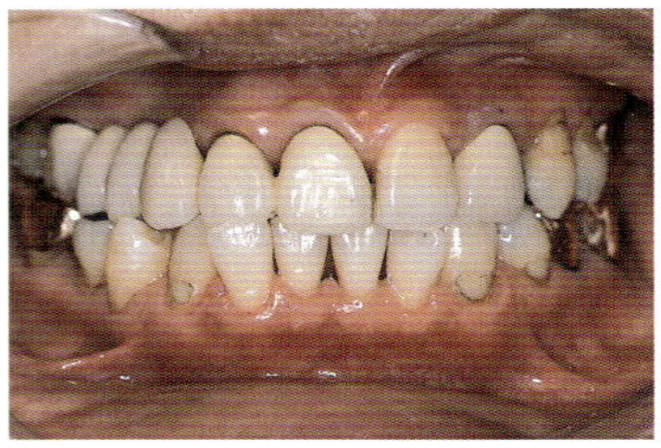

2003년 1월

환자는 1972년 7월에 상악의 결손부(543)에 보철 치료를 희망해 내원했습니다. 사진과 같은 부분 틀니를 제작해 일단 치료가 종료됐고, 그 후 1975년 6월까지 정기검진을 위해 내원했습니다.

결손된 이유를 묻자, 학생 시절에 부정교합 때문에 대학병원에서 진찰을 받고 교정 치료를 했는데 실패해 발치를 했다고 했습니다.

1975~1982년까지 내원이 없다가 1982년에 다른 부위의 치료를 위해 다시 내원했습니다. 전부터 치주병을 위해 내원할 때 구강위생관리와 스케일링, 잇몸치료를 반복했었지만, 치주조직의 개선은 기대할 만큼 얻지는 못했습니다. 다시 동기부여부터 시작했고 보철물을 고정성으로 바꾸고 싶다는 희망이 있어, 7621의 4치아를 지대치로 하는 브릿지를 제작, 12월에 장착했습니다. 이때부터 6개월 내지 1년에 한 번 내원을 2003년까지 계속하고 있습니다.

1992년 54세부터 골다공증을 예방하기 위한 목적으로 환자는 여성 호르몬을 복용하기 시작했습니다. 1997년에 골밀도 측정을 한 결과, 59세라는 나이보다 약 10년 젊다는 진단 결과가 나왔습니다.

그동안 부모의 간호 등도 있어 자신의 구강 관리가 충분했다고는 할 수 없었지만 브릿지 제작 후, 약 20년 이상이 경과한 것으로는 결손부의 잇몸과 보철물 아랫면의 공간은 최소한으로 유지되고 있습니다. 호르몬 보조 요법의 효과가 관여한 것으로 짐작됩니다.

쇼그렌 증후군 증례

◎ 환자 : 1973년생 여성
◎ 초진 : 1984년 7월(47세)
◎ 주소 : 상악 우측 제1대구치 보철물 탈락 ◎ 흡연경험 : 없음

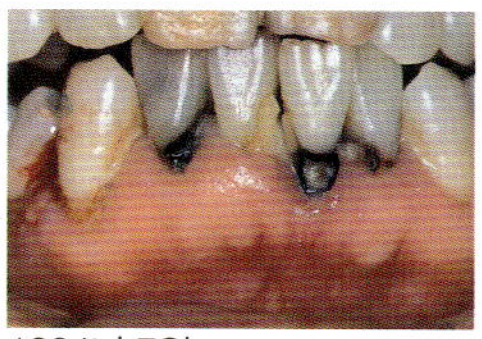
1984년 7월

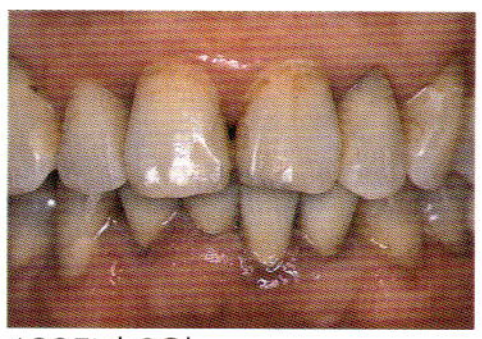
1985년 8월

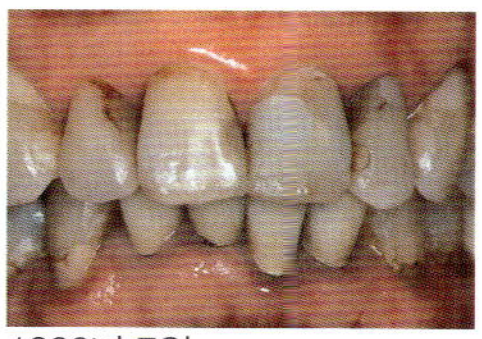
1988년 7월

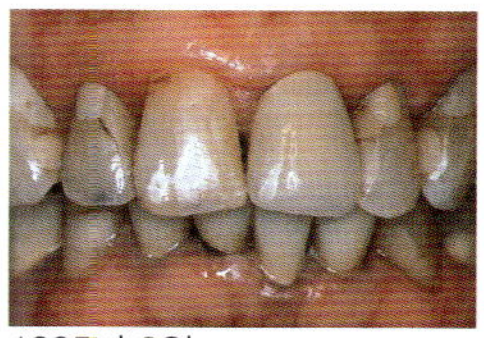
1995년 6월

1995년 2월, 2종의 세균과 타액완충능 검사를 실시했다.

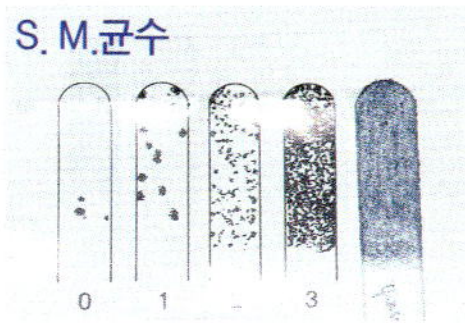

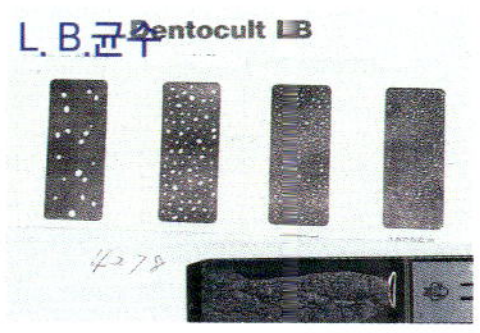

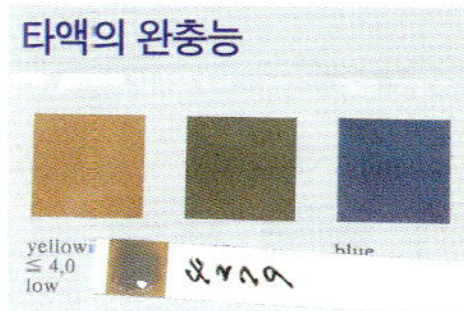

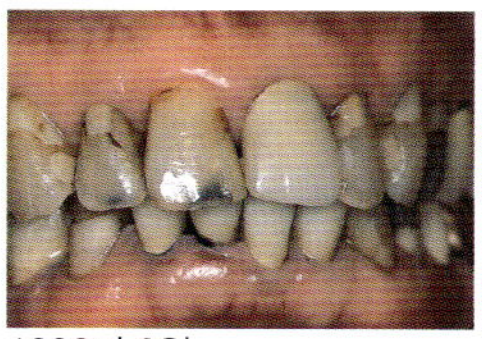
1996년 6월

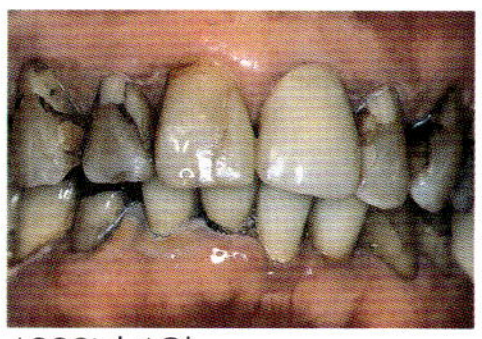
1998년 1월

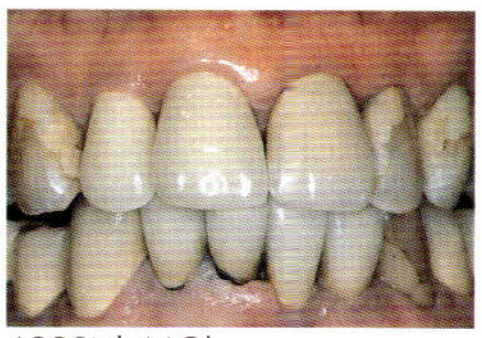
1999년 11월

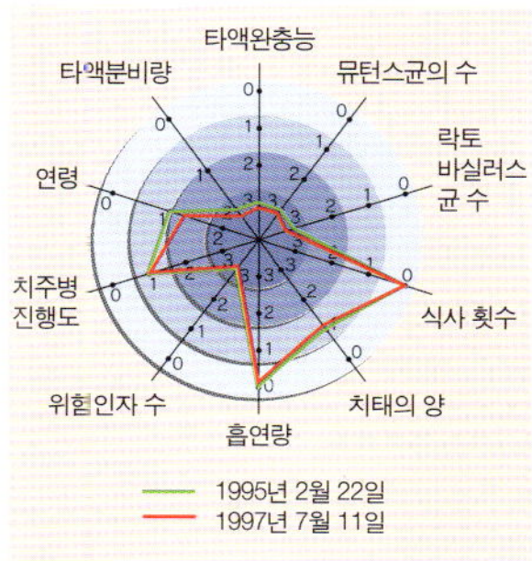

치주병과 치아우식 위험도 차트

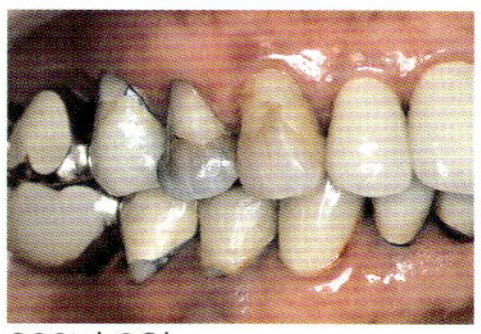
200년 2월

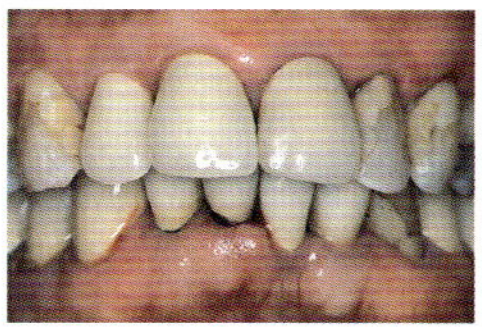

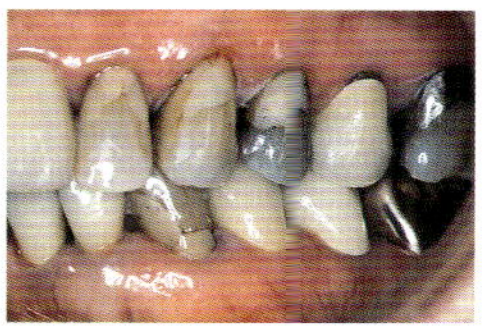

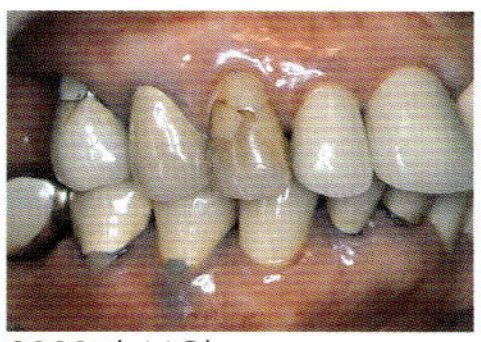
2002년 11월

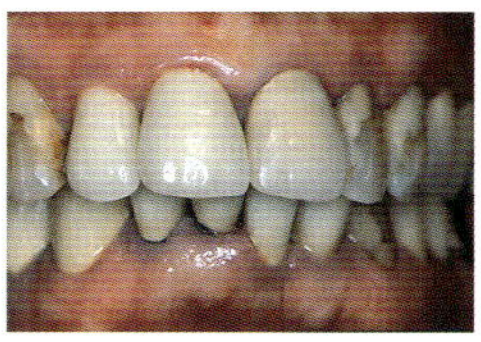

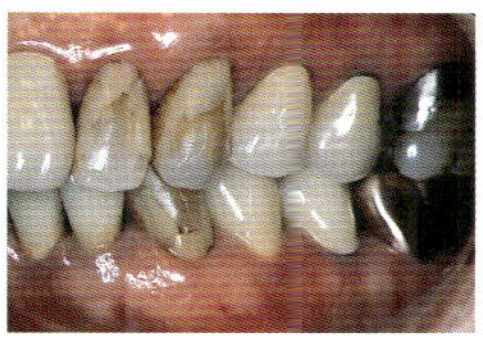

전 의사에게서 치주병이라는 진단을 받고 심하게 흔들리는 치아를 발치해 틀니를 제작하는 게 좋다는 권유를 받았지만 가능한 한 뽑지 않고 치료하고 싶다는 희망으로 내원했습니다. 일반적인 치주치료를 실시하고 일단 치료를 마친 다음 점검에 들어갔습니다.

1988년 7월 시점에서 간경화, 류머티즘, 위의 용종이 의심되어 내과의 치료를 받았습니다. 열심히 치태관리를 했지만 잇몸에는 부분부분 비후된 모양이 나타났습니다.

1993년 12월 내원 시의 문진에서 원발성담즙성 간경화 진단을 받고 치료 중이라는 말을 들었습니다. 이 병은 쇼그렌 증후군에 동반하는 간장애로 중년 이후의 여성에게 자주 나타나는 난치성질환입니다. 이 병의 치료 방침은 담관염을 억제하고 담즙의 정체로 인한 증상을 개선, 간경화로의 이행을 억제하는 것인데, 치유는 기대할 수 없고, 진행을 조절하는 것이 주체로, 효과적인 약물 요법도 없는 상황입니다.

구강관리법으로는 짧은 간격으로 재진찰을 받아 구강 내 치태조절(PMTC)을 하여 새로운 우식(충치)의 발생을 가급적 억제하고 발생한 충치에 대해서는 치료를 받아야 하는 상황입니다. 구강 내 사진을 통해 충치가 계속 발생하고 있으며 그 치료에 쫓기는 상황이라는 것을 알 수 있을 것입니다.

치주병과 치아우식의 위험도 차트를 보면 충치의 위험요인이 더욱 높아지고 있다는 걸 알 수 있습니다. 치주병은 그럭저럭 조절되고 있습니다.

포괄적인 치과 치료가 이루어진 증례

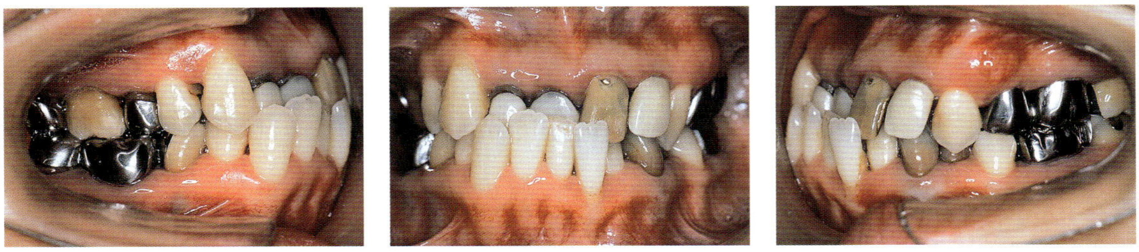

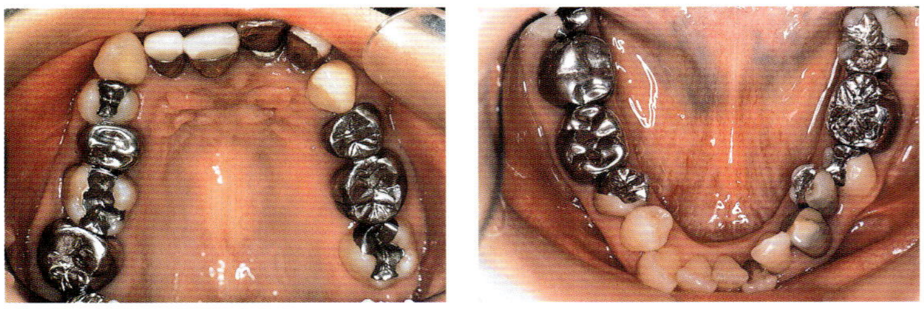

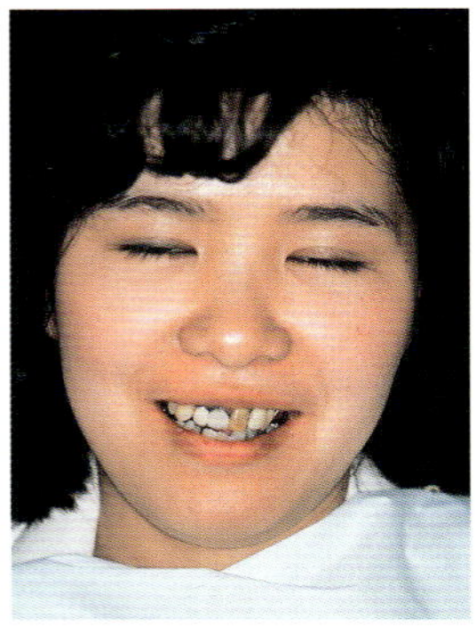

(a) 환자 : 1954년생 여성
초진 : 1986년 5월(32세)
내원동기 : 치열을 고르게 하고 싶다
흡연경험 : 없음

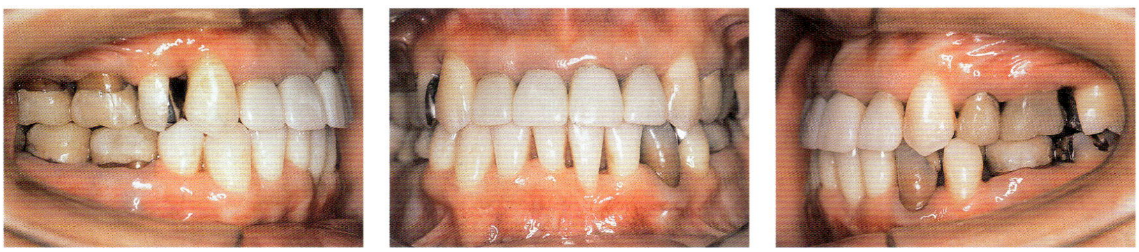

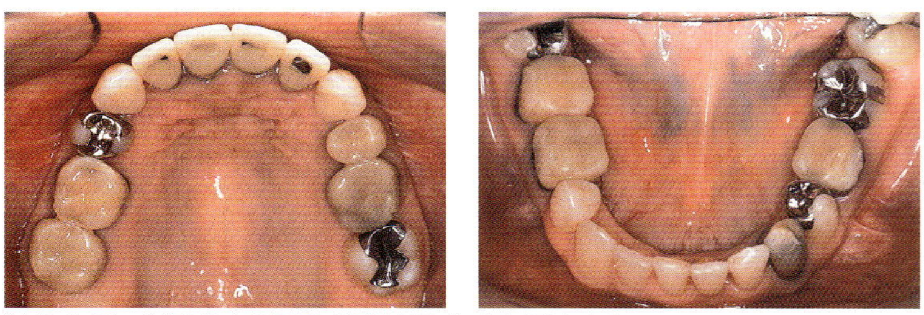

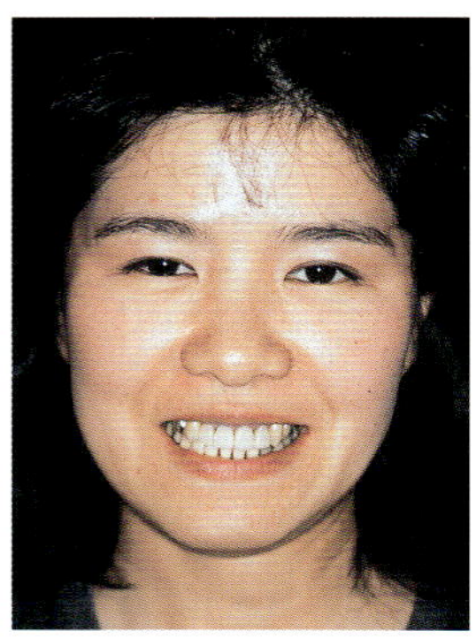

(b) 약 1년의 기본적 치과 치료 중에 교정치료가 이루어졌습니다.
1988년 11월, 교정치료 후 1년8개월 상태입니다(34세).

초진 시 32세 여성입니다. 치과의 모든 문제를 안고 있다고 해도 좋을 겁니다. 치과에서 여러 차례의 치료를 반복해왔다는 것이 확실합니다. 나쁜 치열, 부적절한 신경치료, 적합하지 못한 보철물, 방치된 치주염, 악관절질환 등, 한 눈으로 봐도 매우 어려운 치료가 필요합니다. 환자의 외모는 훨씬 더 보기 좋았을 것입니다(a).

처음 방문한 치과에서 1년 가까운 시간을 들여 기본적인 치과치료(구강위생 지도를 비롯해 스케일링과 잇몸치료, 그리고 필요한 부위에 잇몸수술이 이루어지고, 그와 병행해 신경치료의 재실시, 보철치료)가 이루어지고, 그 후 교정전문의를 소개받아 교정치료가 시작되었습니다. 약 1년 8개월에 걸친 치료 후에 다시 다른 치과에서 다음 단계의 수복 치료를 받게 되었습니다(b).

교정치료 기간 중에 장착되었던 치료용 수복물을 보다

— 현대의 교정치료 효과 —

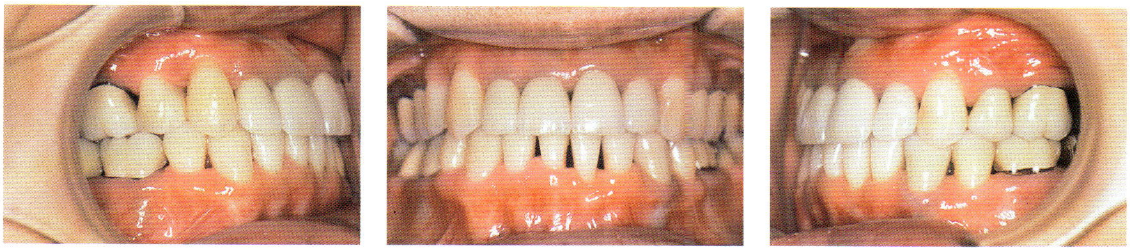

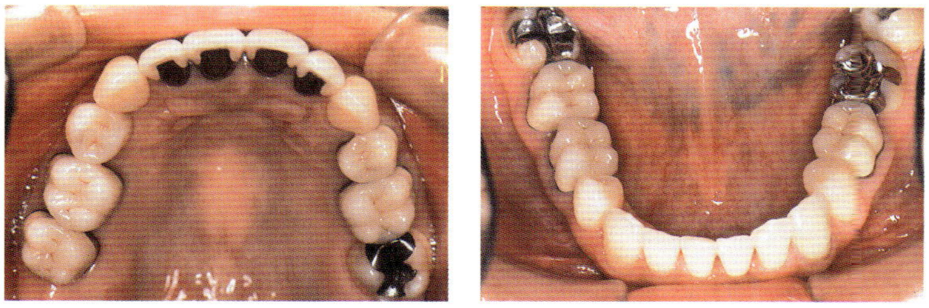

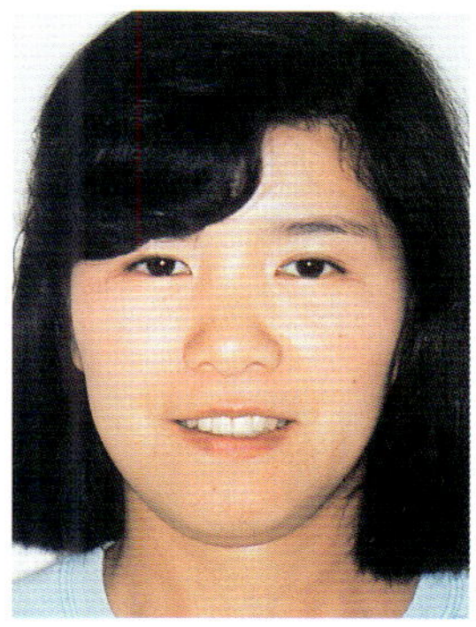

(c) 1989년 4월, 장기간 사용에 견딜 수 있는 수복보철물 제작, 장착된 상태(35세)

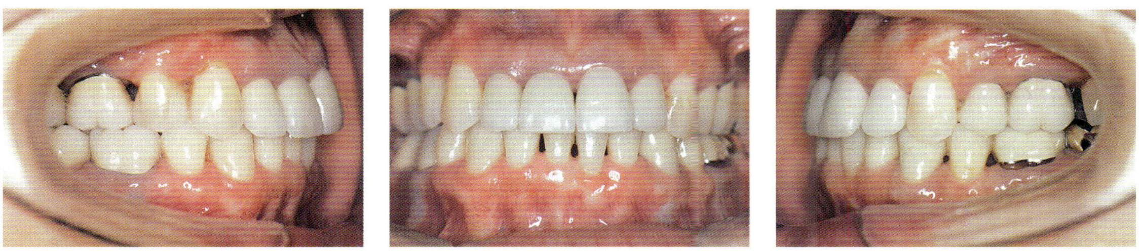

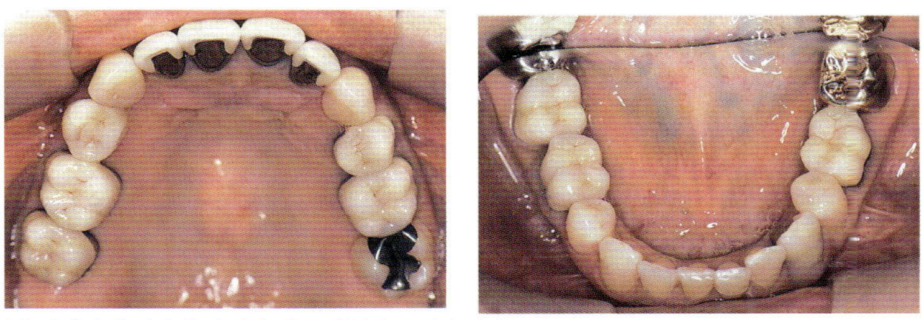

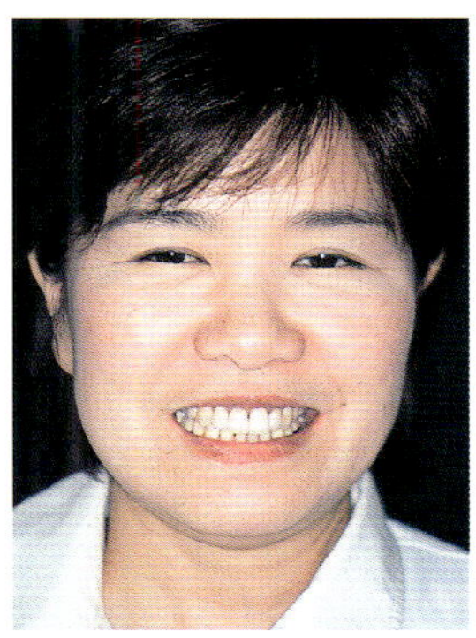

(d) 정기적인 점검에 빠지지 않고 내원하고 있습니다. 2002년 4월, 초진 후 약 16년의 상태(47세)

장기간에 걸쳐 사용할 수 있는 재질로 바꾸는 치료가 이루어졌습니다. 환자는 자신의 새로운 치아를 처음 봤을 때, "아아, 선생님. 이 상태로 제가 청춘을 맞이할 수 있으면 얼마나 좋을까요" 라고 눈을 빛내며 그 기쁨을 전했다고 합니다. 그리고 10년이 넘게 바라던 아이도 얻게 되었습니다(c).

치료 후, 정기적인 점검에는 거의 확실하게 내원을 하고 있습니다. 초진으로부터 16년이 지난 상태입니다. 입안에 있던 염증성 병변(치주병)을 깨끗이 치료하고 교정치료로 치아의 위치를 치열궁 안에 정리하고, 정상적인 악관절 상태로 치열과 조화를 이룬다면 나이를 먹어도 잇몸, 치조골 상태는 안정되며 주위와 조화를 이루고 있다는 것을 알 수 있을 것입니다(d).

치료협조도가 나쁜 환자의 증례

◎ 환자 : 1931년생 여성
◎ 초진 : 1973년 2월(42세)
◎ 주소 : 하악 좌측 안쪽 치아의 동통 ◎ 흡연경험 : 없음

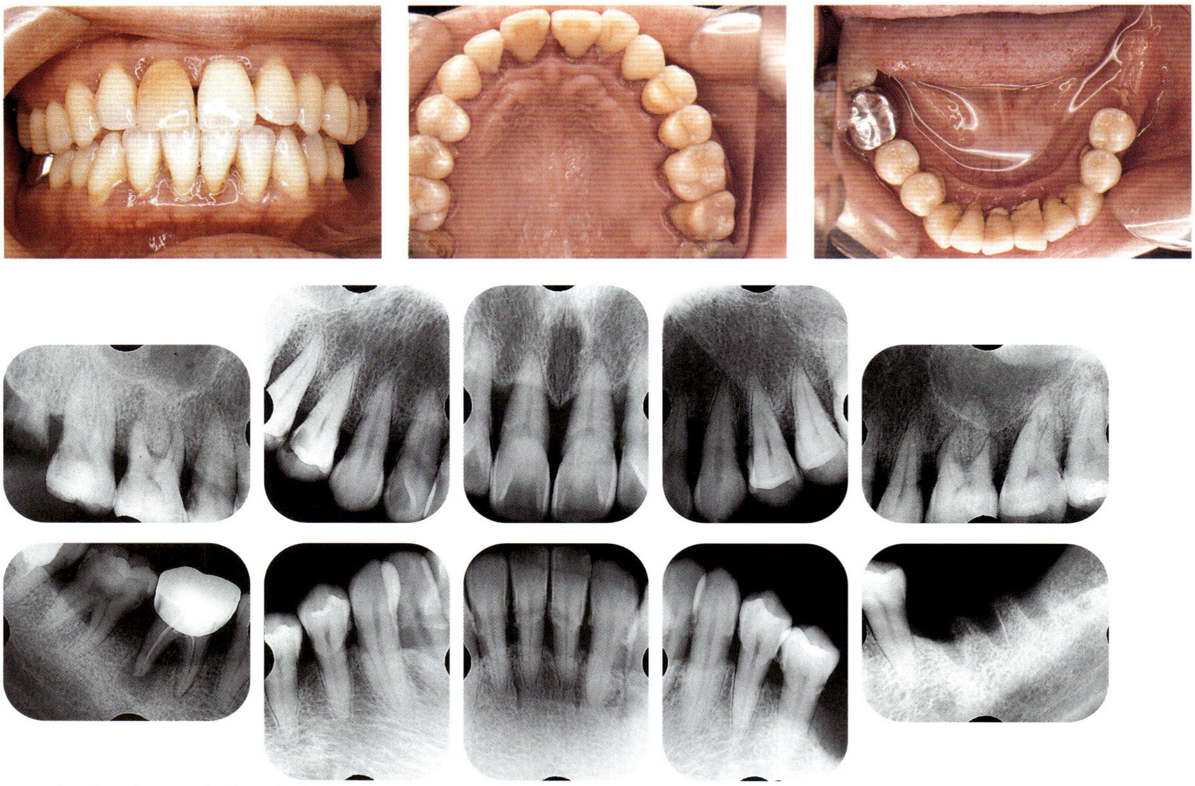

1973년 3월. 초진으로부터 약 3주 후에 촬영된 구강 내 사진과 X선 사진

치료협조도(의료 수용 정도)란

치주병과 당뇨병, 고혈압증 등의 만성질환의 치료 효과를 높이기 위해서는 환자가 의료인의 지시를 제대로 지키느냐가 큰 열쇠가 됩니다. 이것을 치료협조도(compliance)라고 합니다.

생명을 위협하는 질병이나 현저한 동통을 동반한 급성 증상과 달리 직접 생명의 존속에는 큰 영향이 없다거나 자각 증상이 약한 만성질환의 경우에는 의료인의 지시에 대해 계속적으로 협조하도록 하는 것은 매우 힘든 일입니다. 그래서 이론으로만 설교하는 데에 그치지 않고 감정에 호소하는 것도 필요합니다. 치주병의 원인은 바이오필름 감염증으로, 기본적으로는 불결한 구강 내를 기계적으로 청결하게 하는 것이 가장 중요한 일이라는 것을 의료인이 인식하고 있다 해도 그 사실을 환자가 이해하고 일상의 행동 변화로까지 가져가기 위해서는 의료인이 환자의 생활습관뿐만 아니라 심리적인 배경까지 이해하고 행동과학적인 면에서 접근할 필요도 있습니다.

1970년대에 서구에서는 환자의 자주적인 결정권을 중요시해야 한다는 인식이 생겨나, 소위 동의서(Informed consent : 충분한 설명을 통해 환자가 치료 내용을 이해하고 동의한다는 개념)가 일반적이 되었습니다. 우리나라에서도 치료법의 종류와 각각의 이점 및 결점, 즉 각각의 시술 방법에 대한 위험한 측면과 그로 인해 환자가 입을 가능성이 있는 불이익에 대해서도 충분히 설명을 환자에게 해주고 있습니다.

치료경과

이 증례의 포인트는 시술자가 장기간 에너지를 쏟아

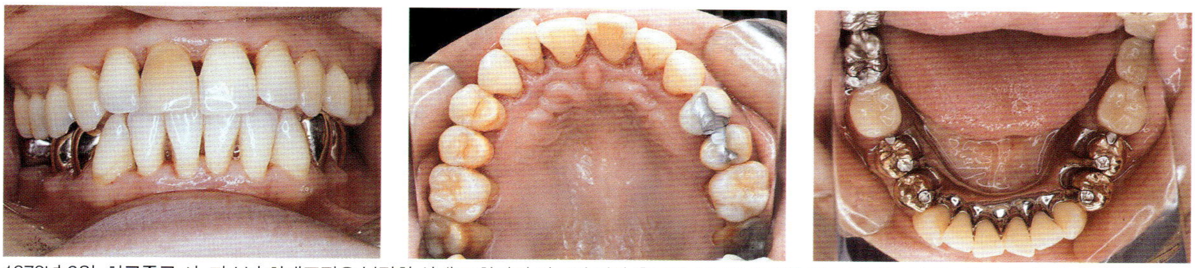

1973년 9월, 치료종료 시. 퍼스널 치태조절은 불량한 상태로 환자의 치료에 대한 충분한 이해와 협력을 얻지 못하고 있다는 것을 알 수 있다. 하악의 틀니 설계는 현재의 견지에서 보면 부적절하다.

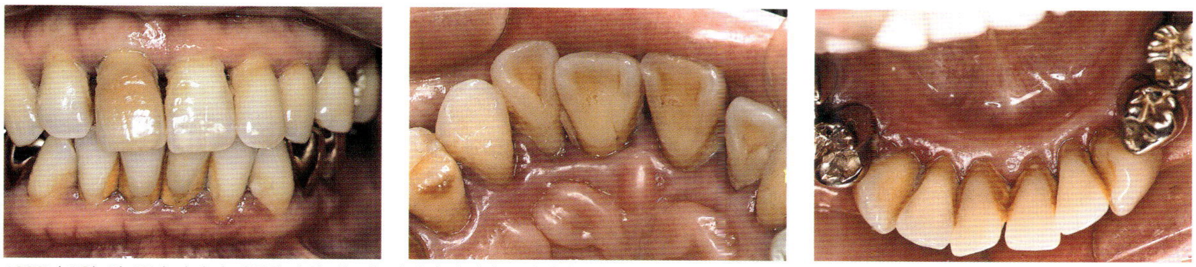

1988년 3월. 약 15년 가까이 내원하지 않았는데, 갑자기 치아가 부러졌다는 주소로 내원

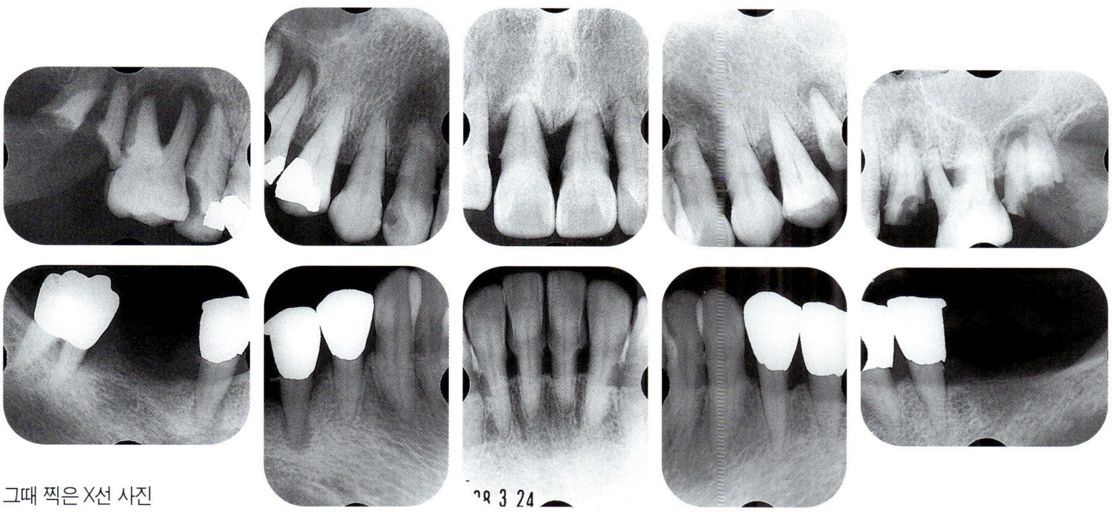

그때 찍은 X선 사진

설명한 끝에 치료를 한 데다 두 번에 걸쳐 같은 경험을 했음에도 불구하고 안타까운 결과가 되었다는 것입니다. 이 환자가 만약 젊을 때부터 점검의 의의를 제대로 이해했다면 치아를 잃지 않아도 됐을 정도로 개체의 유전적 요인은 뛰어났으며, 면역학적인 저항력은 충분했다고 회고됩니다.

1973년 시점에서 일반적인 치료를 실시했고 약 6개월에 걸쳐 치료를 종료했습니다. 하지만 환자가 치료에 대한 충분한 이해와 협력을 얻었다는 느낌을 받지 못했고 몇 번에 걸친 재진찰 안내(전화와 엽서)에도 응하지 않았습니다. 약 15년 후, 작은 어금니의 치근 파절로 인한 불쾌감을 주소로 다시 내원했습니다.

매우 장기간에 걸쳐 방치했음에도 불구하고 예상 밖으로 X선 사진 상의 치조골 파괴가 진행되지 않은 것은 개체의 저항력이 강하고 병변의 진행이 완만했기 때문이라 짐작됩니다.

장기간에 걸쳐 치료를 마친 뒤, 1993년 1월까지는 환자가 재진찰에 응했지만 그 후, 내원을 안 하게 되었습니다.

연령 조건도 있고 신경치료를 한 치아도 있기 때문에 구강 내의 건강은 매우 손상되었을 것이라 예상됩니다.

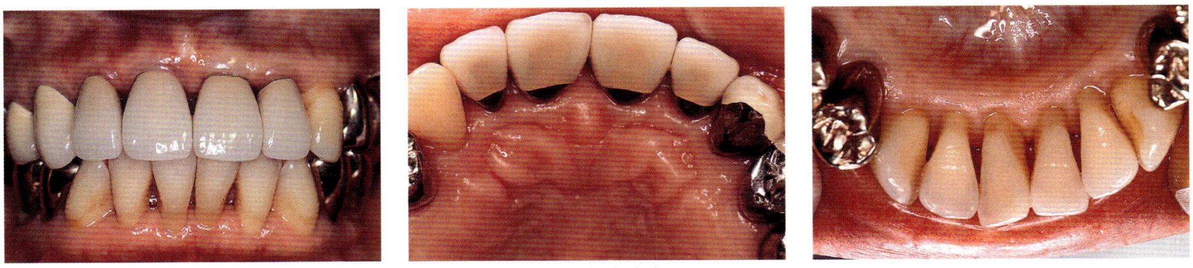

1989년 6월. 10년 이상에 걸쳐 재치료하여 1989년 3월 종료, 3개월 후 재검 시 상태

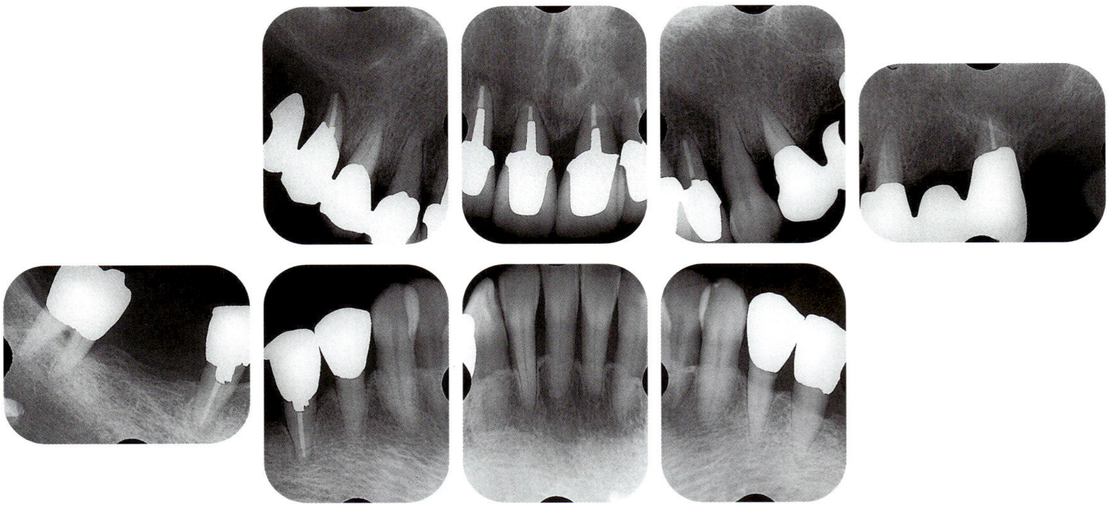

1989년 3월, 치료 종료 시 X선 사진

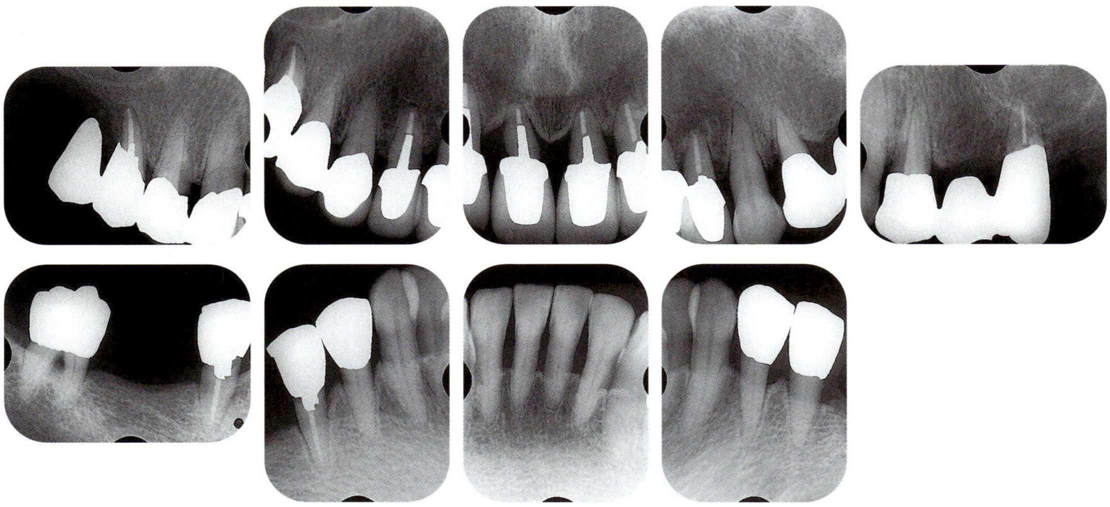

1993년 1월, 이 환자의 마지막 X선 사진

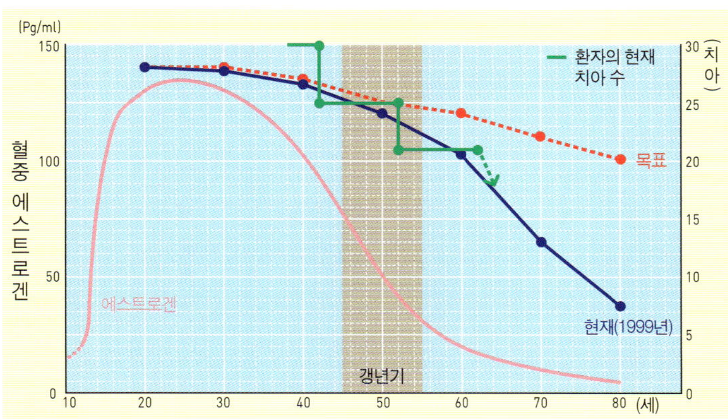

42~61세까지 내원, 그 후에는 내원하지 않음.
치료협조 여부는 예후를 크게 좌우합니다.

치료협조도가 양호한 환자의 증례

◎ 환자 : 1950년생 여성
◎ 초진 : 1979년 3월(28세)
◎ 주소 : 구취와 잇몸 출혈 ◎ 흡연경험 : 없음

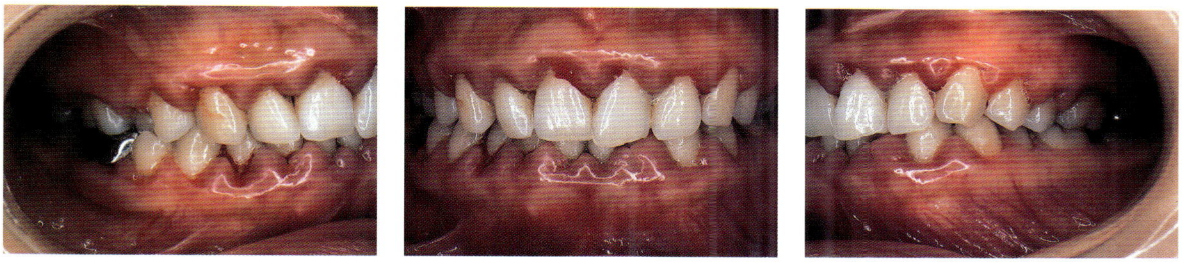

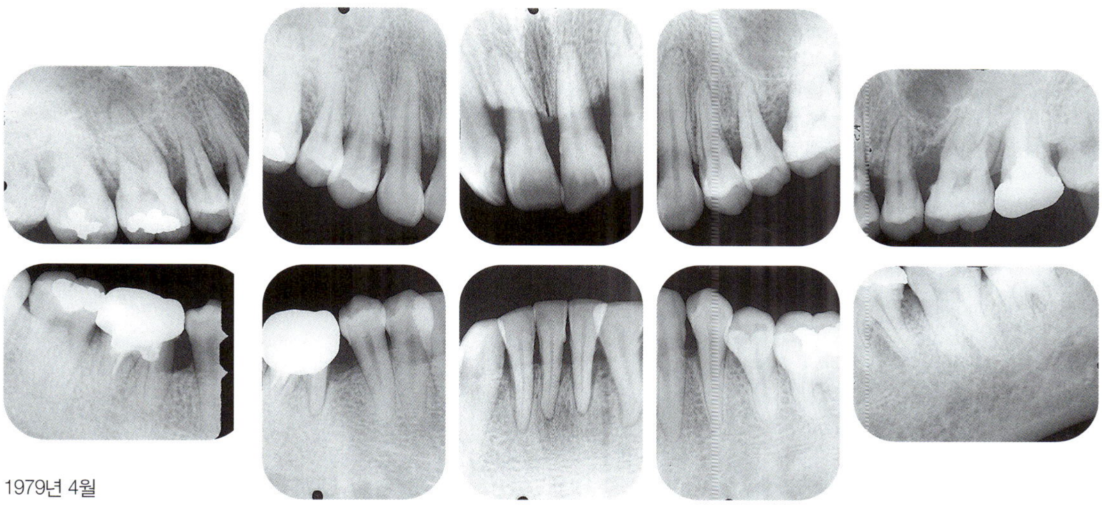

1979년 4월

초진시의 임상 소견

모든 치아 주위에는 현저한 잇몸 염증이 보였습니다. 아주 살짝 칫솔을 대기만 해도 피가 나고 무서워서 칫솔질도 못했다고 합니다. 잇몸 위, 아래에는 다량의 침착물(치석 등)이 보였습니다. X선 사진 소견으로는 치조골 흡수는 경도에서 중등도로, 중증의 골 결손과 골의 이상형태는 보이지 않았습니다. 그리고 이갈기와 악물기(bruxism) 습관은 없다고 했습니다.

치료경과

치료 방침으로 철저한 구강 청소 지도, 스케일링과 잇몸치료를 주체로 한 원인제거 요법을 하기로 했습니다. 그녀의 아버지는 50세가 되기 전에 전체 틀니를 했고, 어머니는 중증도의 치주염을 앓고 있었습니다.

환자는 임신과 출산으로 잠시 치료를 받으러 내원하지 못한 기간이 있었고, 입덧으로 양치질을 못했던 시기(1984년경)에 부분적으로 치주병이 진행된 부위가 있었지만(참고로 1984년에 첫 아이, 1987년에 둘째 아이를 출산. 1988년에 사랑니 발치), 그 기간을 제외하고는 2002년 12월까지 거의 6개월마다 재진찰에 응해 양호한 경과를 보이고 있습니다.

28~51세까지 약 24년간 치과에 내원하였습니다. 향후 중대한 전신질환과 같은 위험인자나 사고가 없다면 틀니가 필요하게 될 사태는 없을 거라 예상됩니다.

정기적인 점검을 통해 장기간에 걸쳐 환자와 알고 지내는 것은 매우 중요합니다. 다양한 육체적 변화(특히 여성 호르몬의 변화)와 사회환경적 요인의 변화 등으로 인해 환자의 구강 내 상태는 영향을 받게 되고 잠깐의 방심으로 급속도로 질병이 진행되기 쉬운 사태를 초래하게 됩니다. 따라서 특히 환자의 병에 대한 위험도가 높아지는 시기와 상황을 정확하게 파악하고 치료협조도를 높이는 노력을 끊임없이 강구해야 합니다.

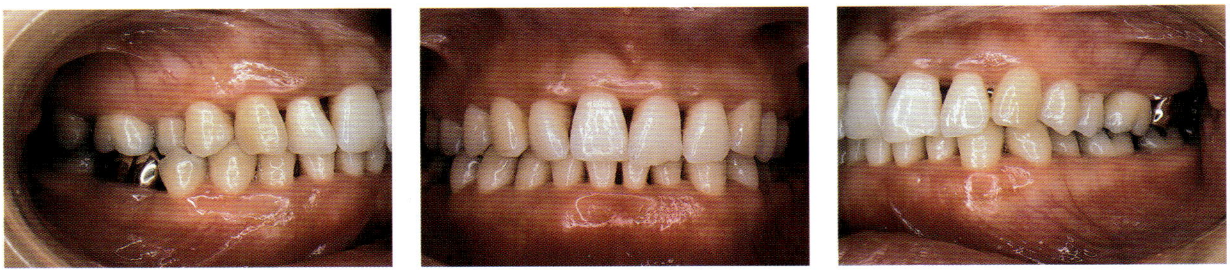

1979년 10월

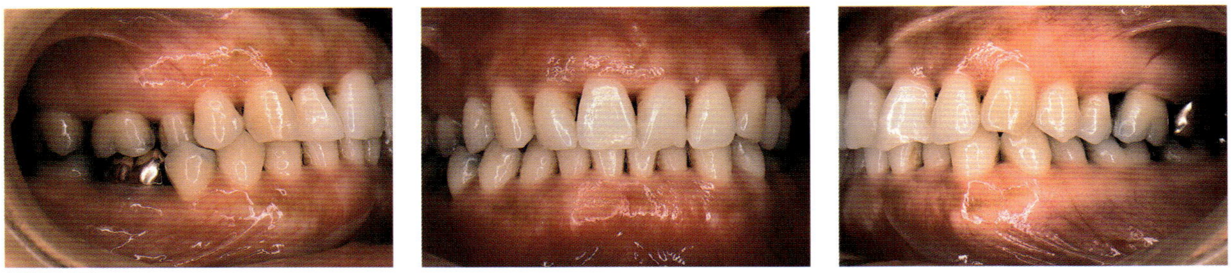

1983년 9월

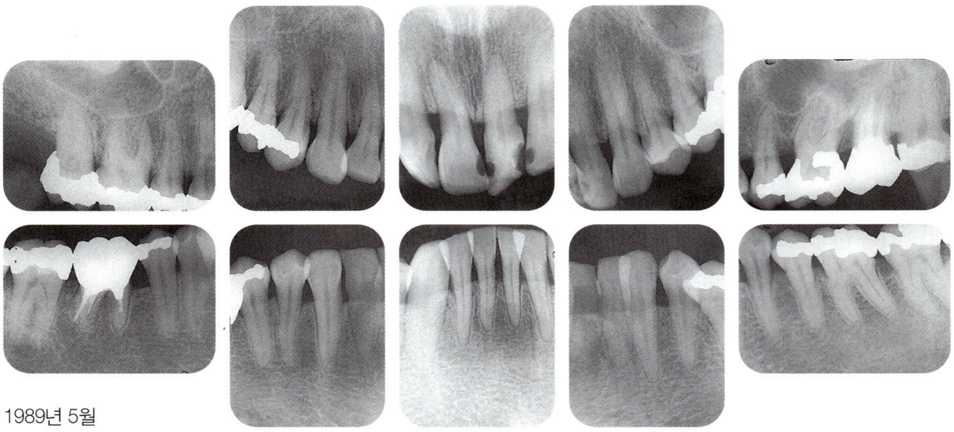

1989년 5월

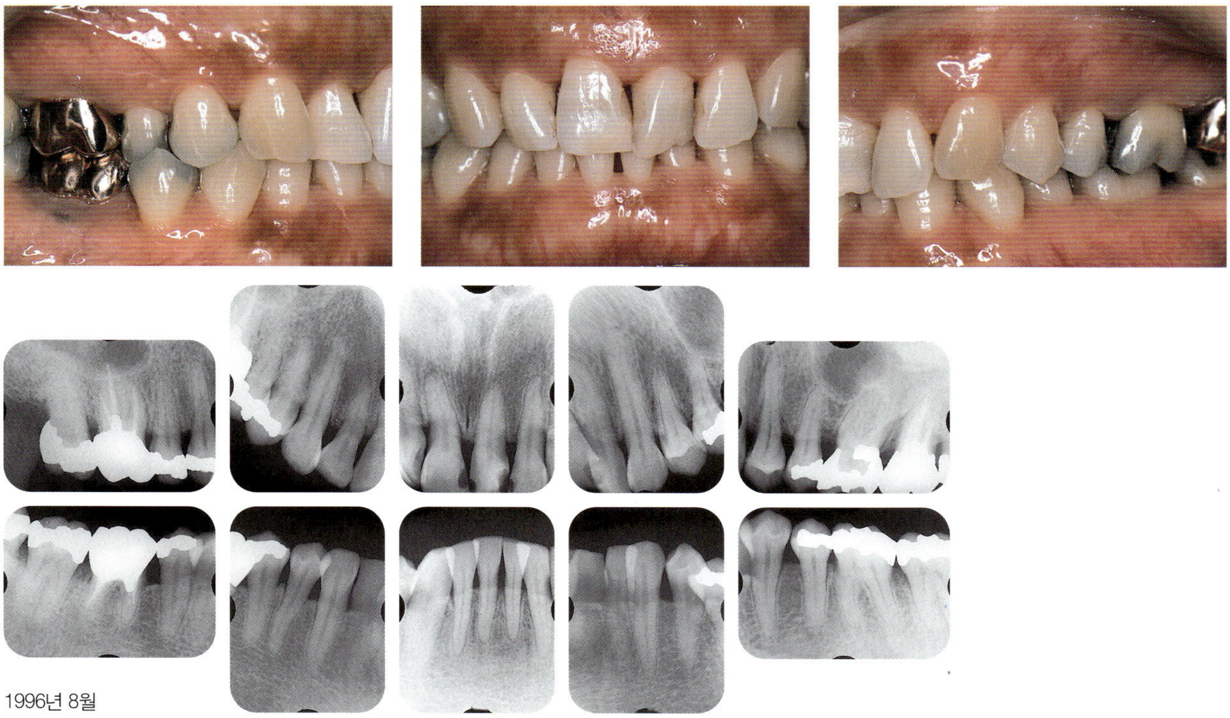

1996년 8월

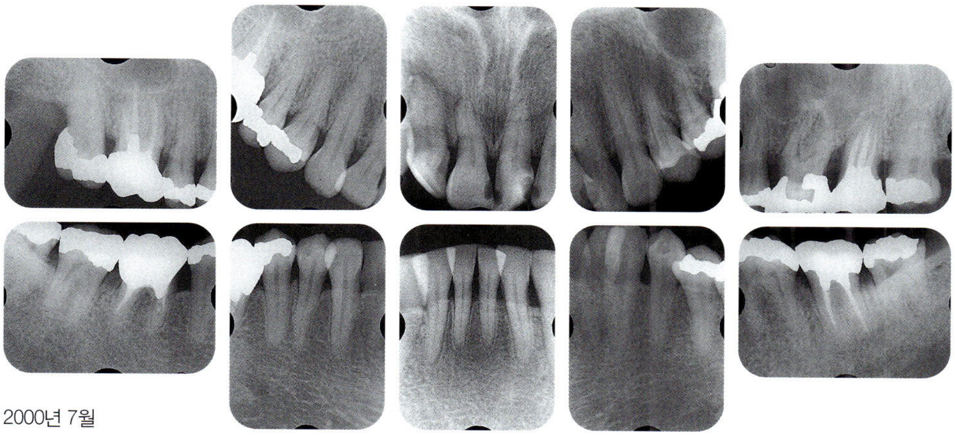

2000년 7월

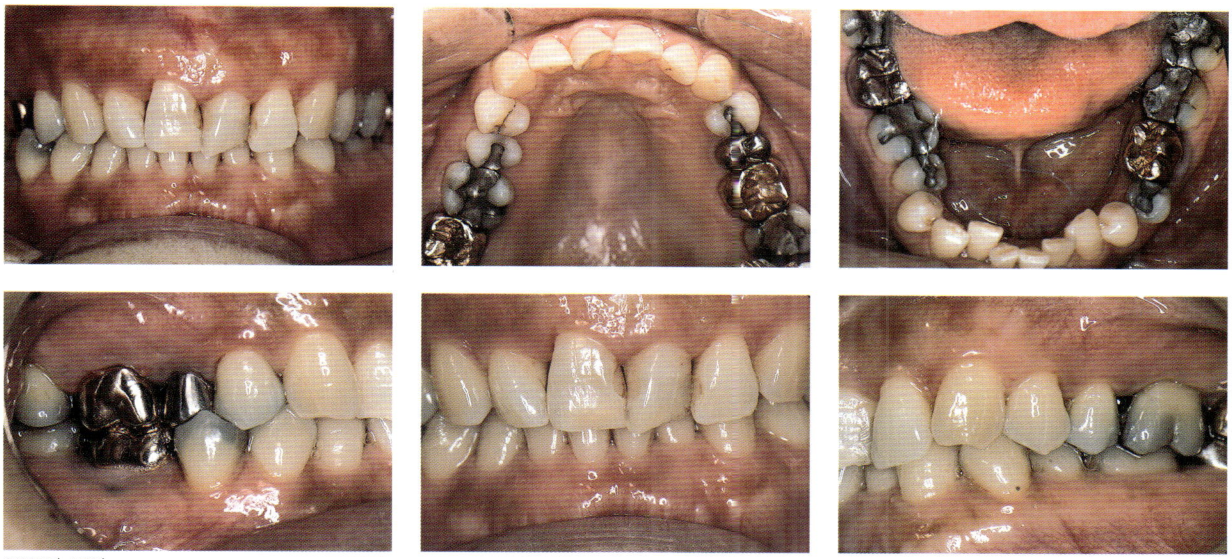

2002년 12월

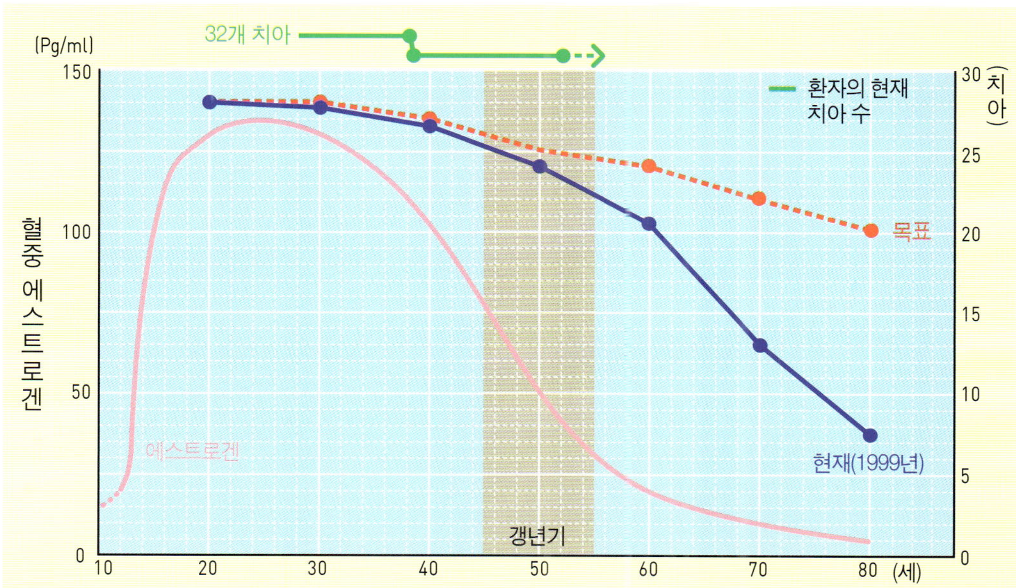

28~51세까지 정기검진 위해 내원 중

30년에 걸쳐 양호한 경과를 보여준 증례

◎ 환자 : 1927년 10월생 여성
◎ 초진 : 1972년 10월(45세)
◎ 주소 : 위 송곳니 잇몸에서 고름이 나온다 ◎ 흡연경험 : 없음

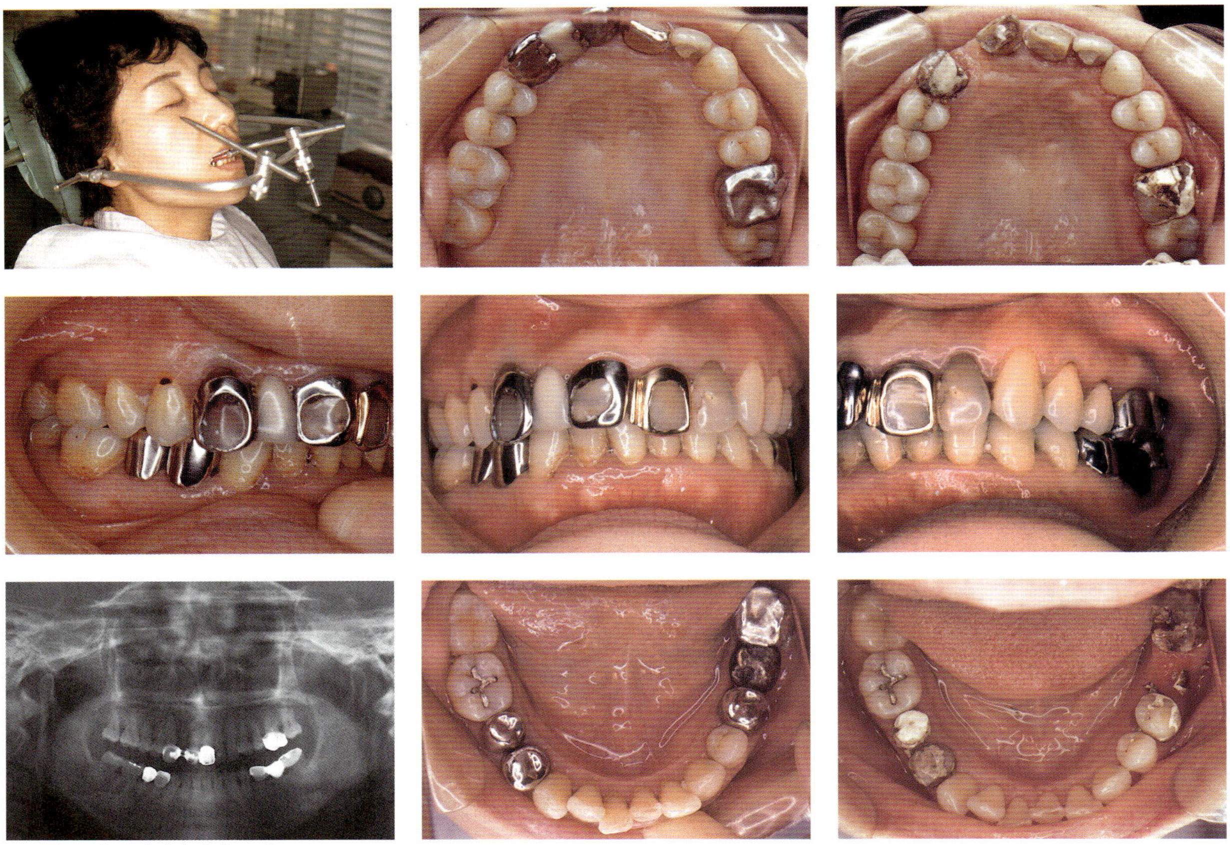

1972년 10월, 초진시의 상태(45세)

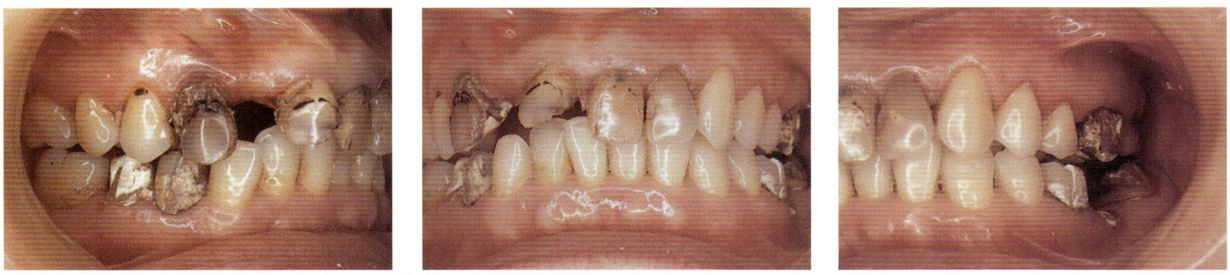

1972년 12월, 구강 위생 관리 교육을 마치고 치료 개시

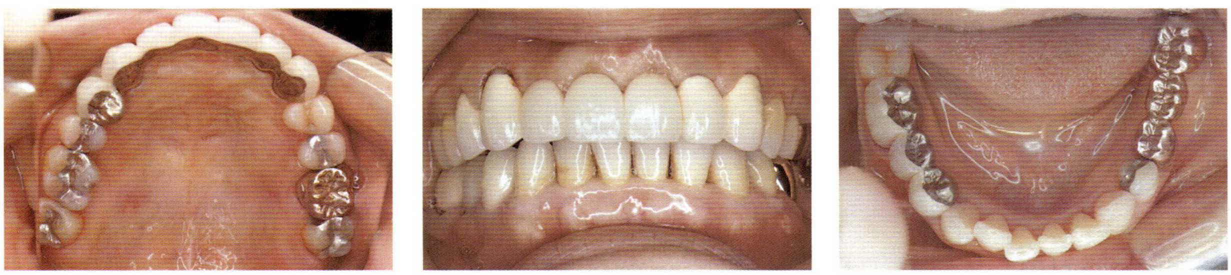

1973년 2월, 수복 보철치료를 종료

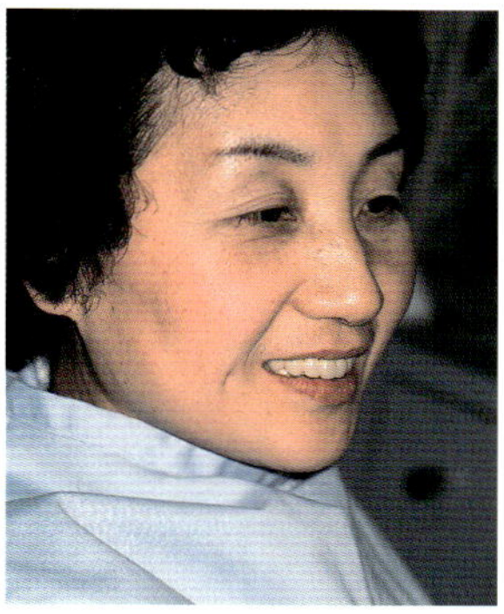

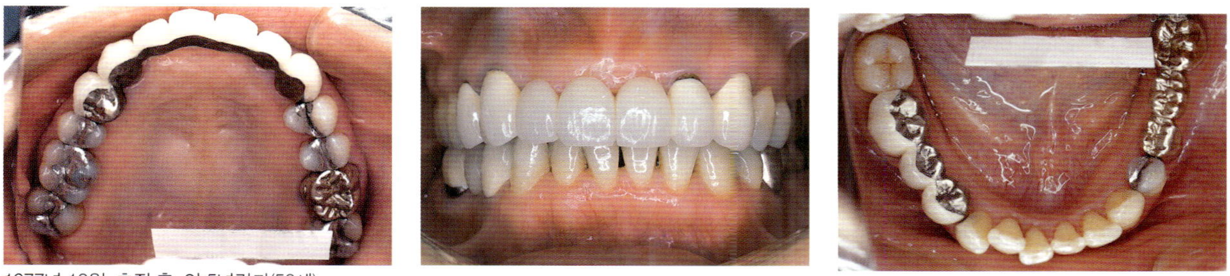

1977년 12월. 초진 후, 약 5년경과(50세)

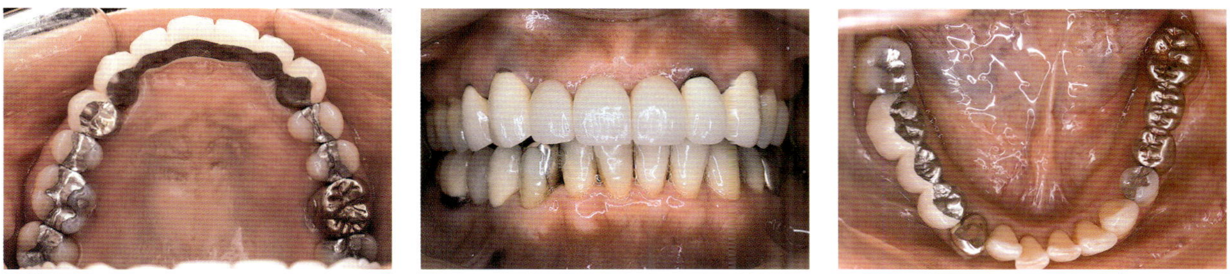

1983년 12월. 초진 후, 약 11년경과(56세)

치료경과

1970년대는 부적절한 보철물과 부적절한 신경치료에 대한 재치료가 매우 많은 시기였습니다. 이 증례의 경우, 치료 계획을 세워 순차적으로 치료를 진행, 초진으로부터 약 4개월 만에 치료를 종료했습니다.

정기검진에 응하지 못한 시기도 있었지만 거의 정기적으로 내원해 점검을 받았습니다. 다만 1988년에 자전거 사고로 넘어지는 바람에 앞니 보철물이 파손되어 다시 제작을 했습니다.

또한 2001년 7월 촬영한 하악 전치부의 X선 사진을 보면 알 수 있듯이, 비교적 치석이 많은 경향을 보입니다. 만약 정기적으로 바이오필름을 제거해주지 않았다면 치주병은 서서히 진행되었을 것이라 예상됩니다.

약 30년의 경과를 보며 느끼는 것은, 이 환자는 일생의 생활습관에 주의하고 유전적인 배경도 축복받은 여성으로 보입니다. 이것은 양호한 경과의 환자에게 거의 공통적으로 볼 수 있는 점이라고 할 수 있습니다.

이 증례에서 생각할 수 있는 것 중 하나는 충치와 치주병 모두 원래는 그렇게 많은 병이 아니라는 것입니다. 현재 75세이지만 몸도 꼿꼿하고 실제 나이보다 10~15세는 젊어 보입니다.

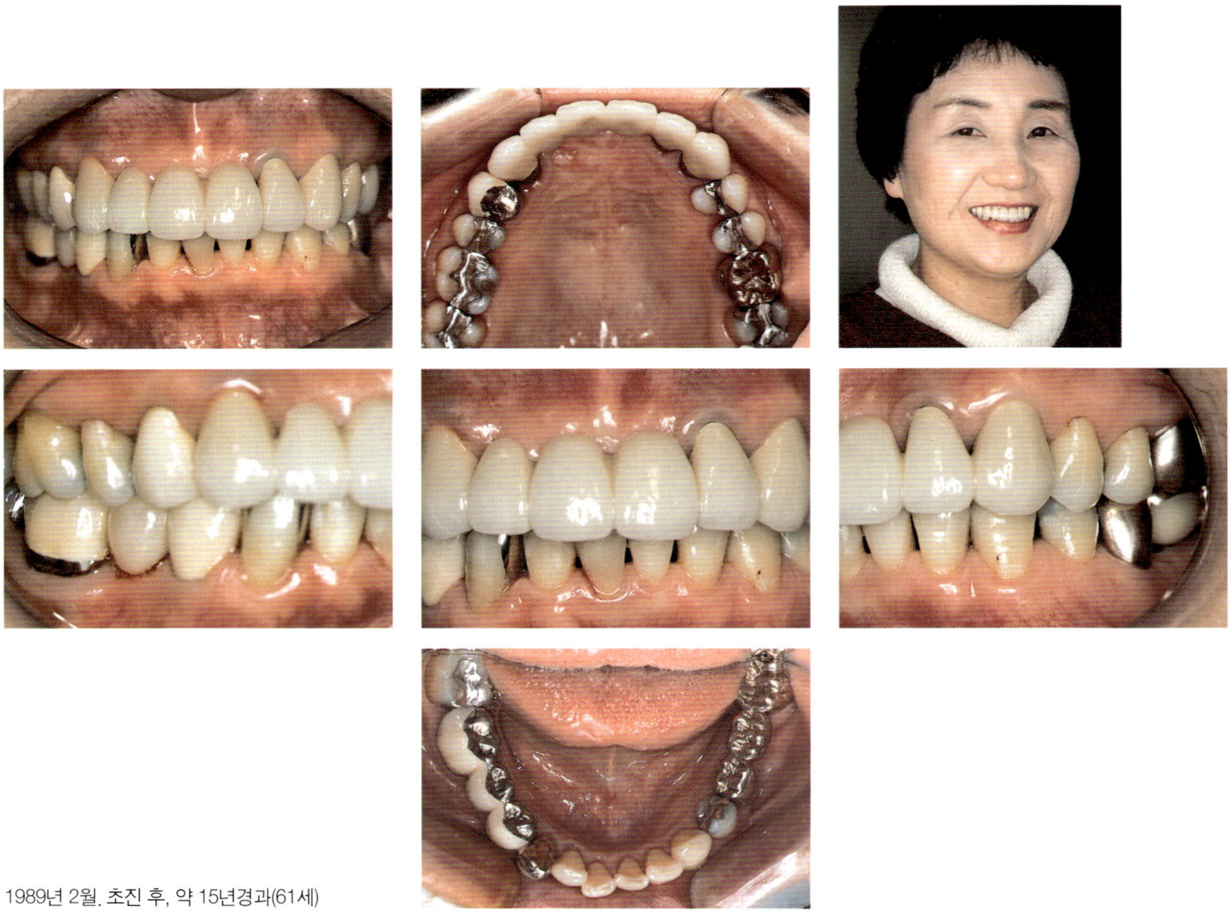

1989년 2월. 초진 後, 약 15년경과(61세)

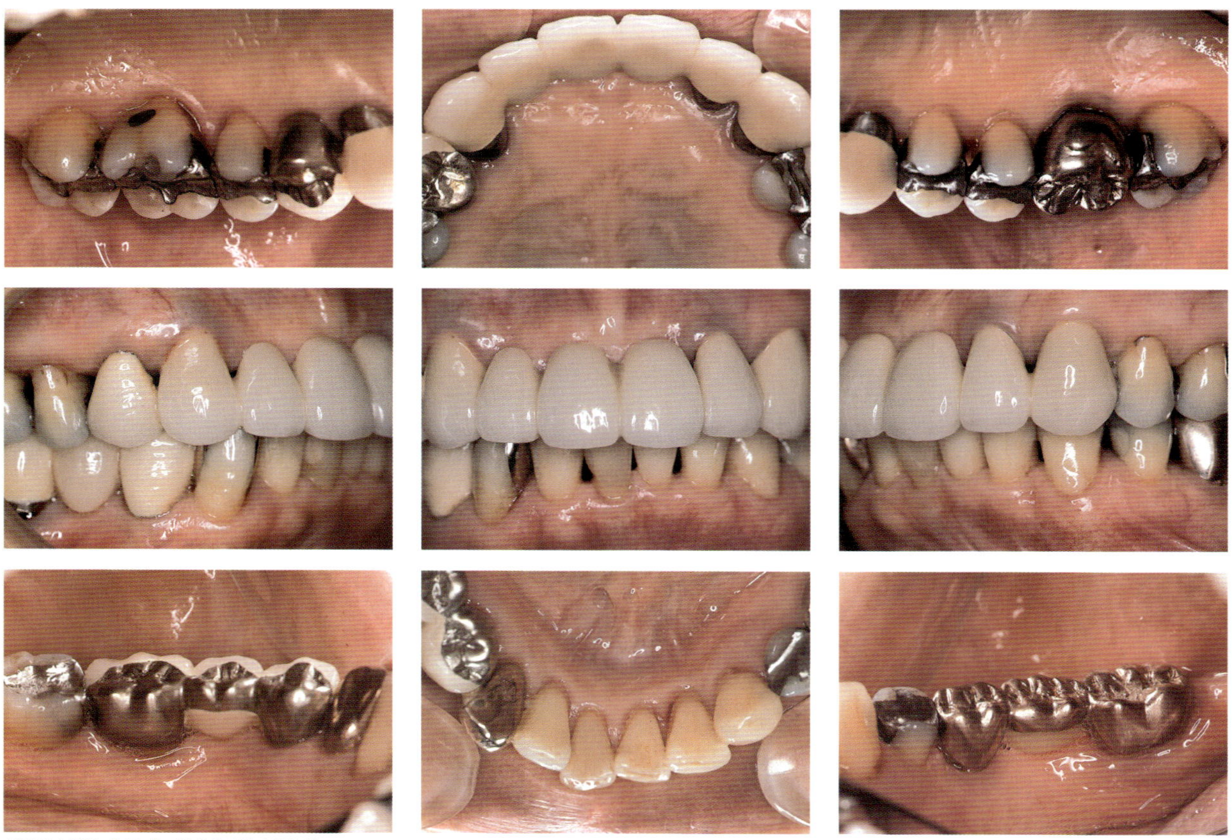

1996년 7월. 초진 後, 약 24년경과(69세)

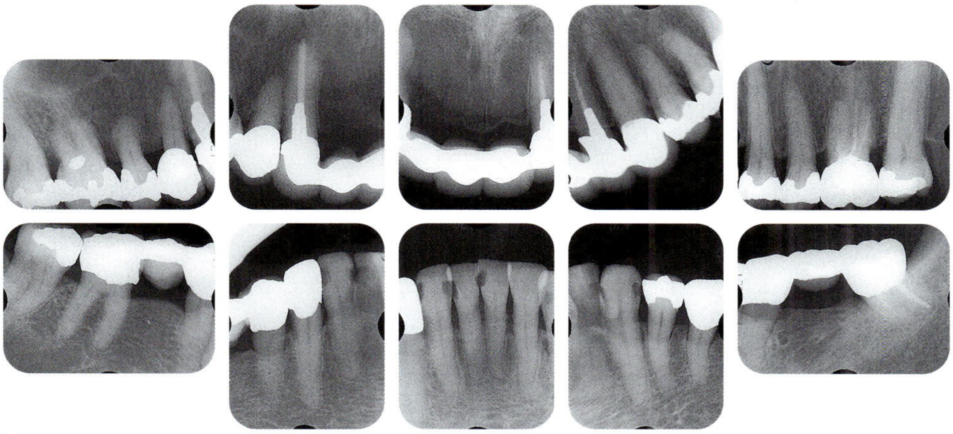

2001년 7월. 초진 後, 약 29년경과(74세), 하악 전치부에 치석 침착 보임

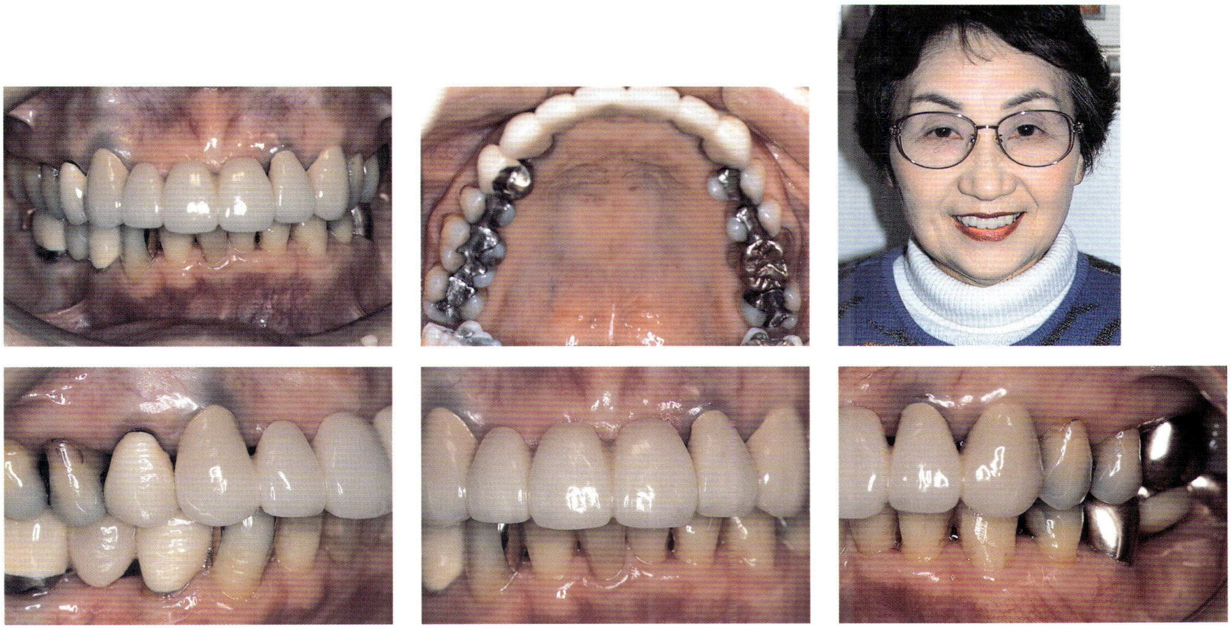

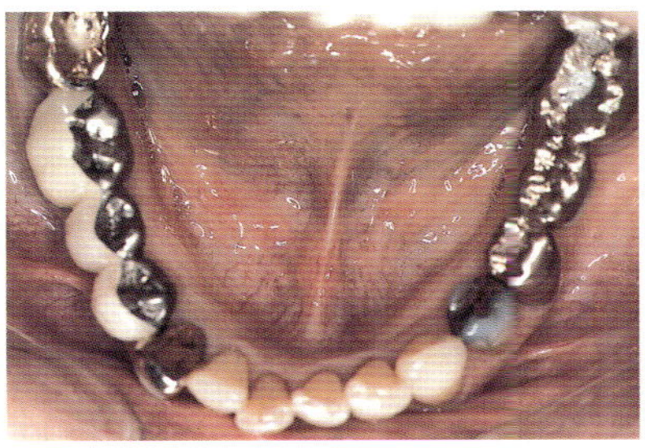

2002년 8월. 초진 後, 약 30년경과(75세), 얼굴 사진은 2003년 1월(75세)

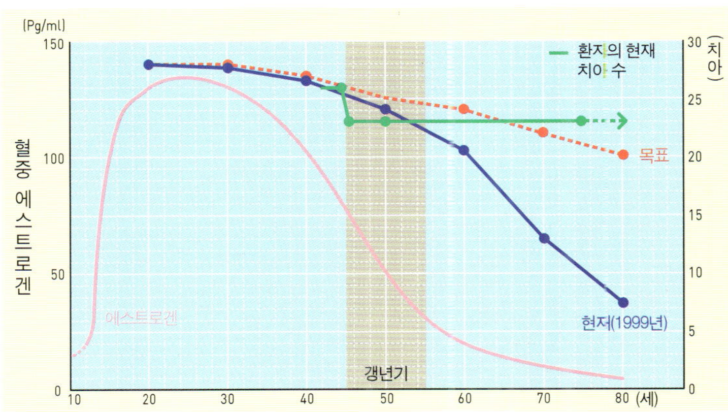

45~75세까지 정기검진차 내원 중

중증 치주염(침습성 치주염)의 장기 경과 증례

◎ 환자 : 1950년 10월생 여성
◎ 초진 : 1983년 3월(32세)
◎ 주소 : 상악 우측 대구치부의 잇몸이 붓는다
◎ 흡연경험 : 없음

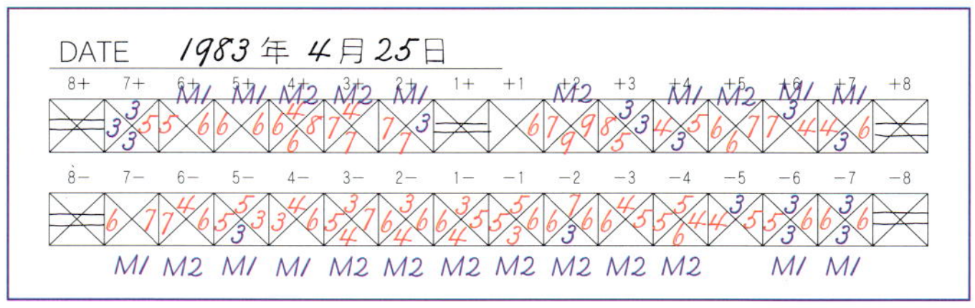

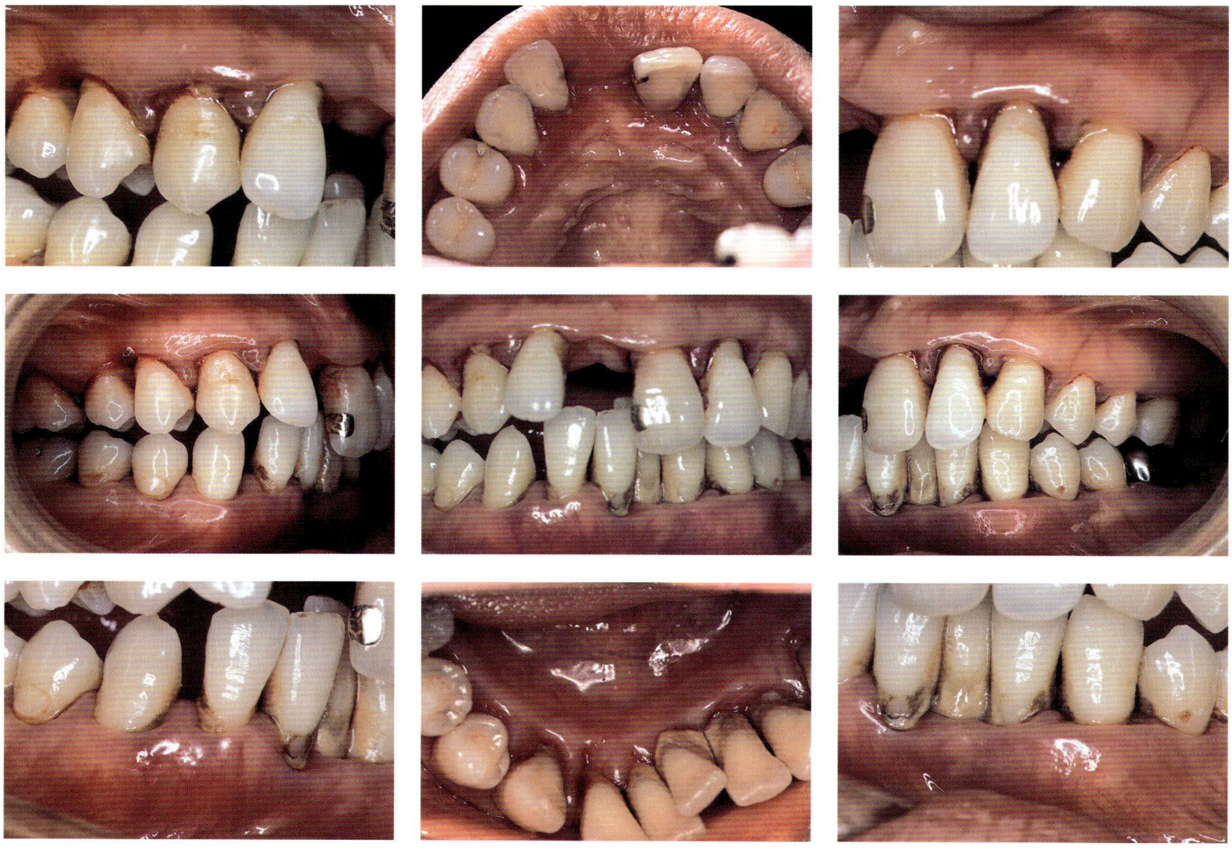

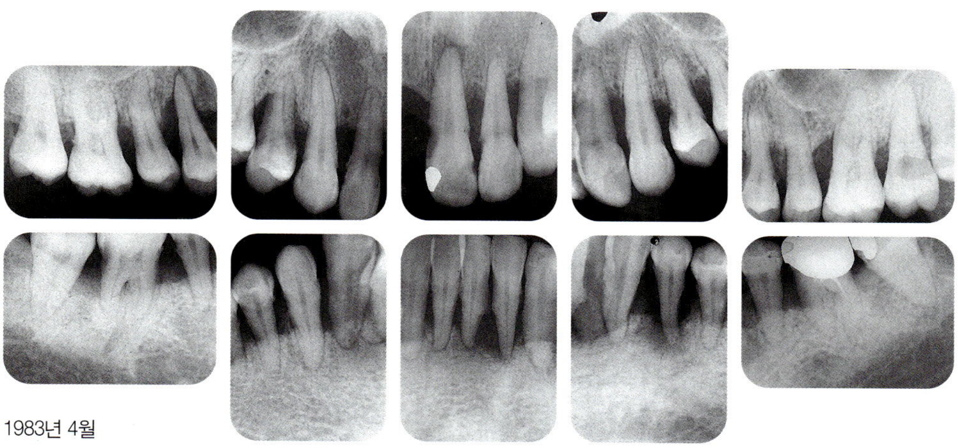

1983년 4월

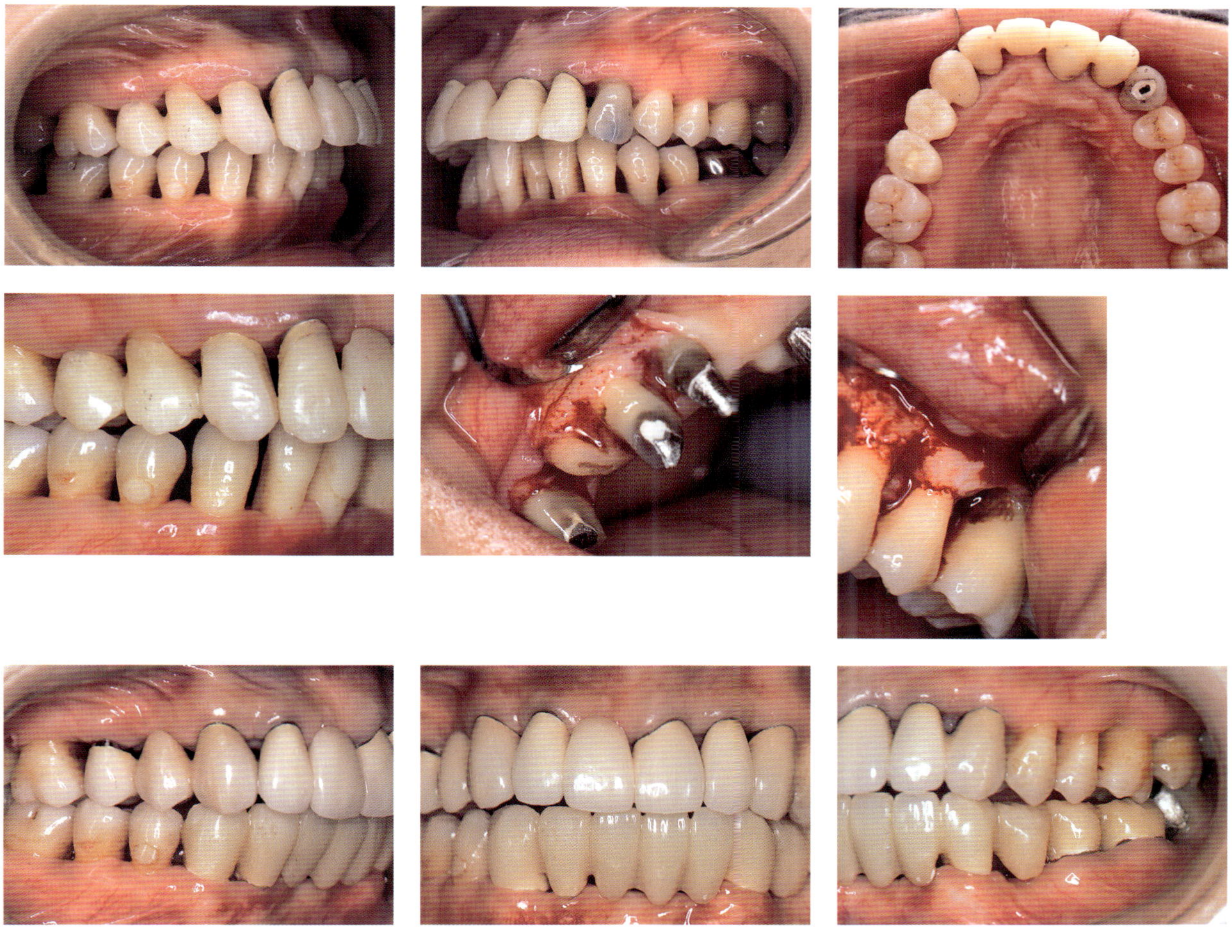

1983년 10월

치료경과

구강 내 소견과 X선 사진 및 연령을 통해 당시 중증 진행성 치주염(침습성 치주염)으로 진단, 개별 구강 위생 관리 지도, 스케일링과 잇몸치료를 주체로 한 전문가 치태관리를 철저하게 실시했습니다. 재평가 후, 개선 효과를 얻지 못한 부위에 대해서는 잇몸수술을 실시, 치유되길 기다렸다가 보다 장기적으로 사용할 수 있는 보철물을 장착했습니다. 진행한 치주염이라 처음은 3개월마다 재진찰을 받아 점검을 통해 주의 깊게 경과를 관찰했는데 환자가 매우 성실하게 내원해 현재까지 이어지고 있습니다.

다만 1986년 10월에 오른쪽 아래 어금니 부위에 염증과 출혈이 보였는데, 치아 사이의 치태조절이 매우 어려운 부위여서 조금 크게 잇몸부위를 열고 치근면의 잇몸치료를 실시했습니다. 2003년 2월로 약 20년 가까이 경과했지만 최근 13년간의 차트를 봐도 출혈 부위는 한 곳도 없어 환자의 협조도가 높다는 것을 알 수 있습니다. 현재는 6개월마다 정기검진을 하고 있습니다.

이 치주염을 현시점에서의 견지로 추측해 보면 Prevotella intermedia 세균이 관여한 치주염(침습성 치주염)으로 짐작됩니다. 그 이유는 초진을 오기 몇 년 전에 출산을 경험했는데 그 무렵부터 구취와 잇몸 내 출혈이 심했다는 것이 후일 문진에서 밝혀졌기 때문입니다.

또한 힘든 육아와 가정 내의 다양한 환경적 요인도 미묘하게 구강 내 조직에 반영되었을 거라는 것을 치과위생사의 기록을 통해 회고해볼 수 있었습니다.

본 증례를 통해서는 또한 비외과적 처치든 외과적 처치든 잇몸주변의 치태조절이 확실하게 실행되고 정기적인 관리(재진찰을 통한 점검)가 적절하게 이루어진다면 잇몸건강이 유지된다는 여러 연구 보고를 자신의 임상을 통해 재확인할 수 있었습니다.

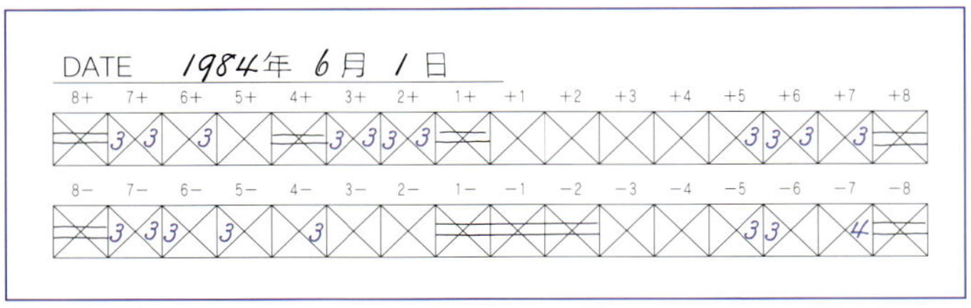

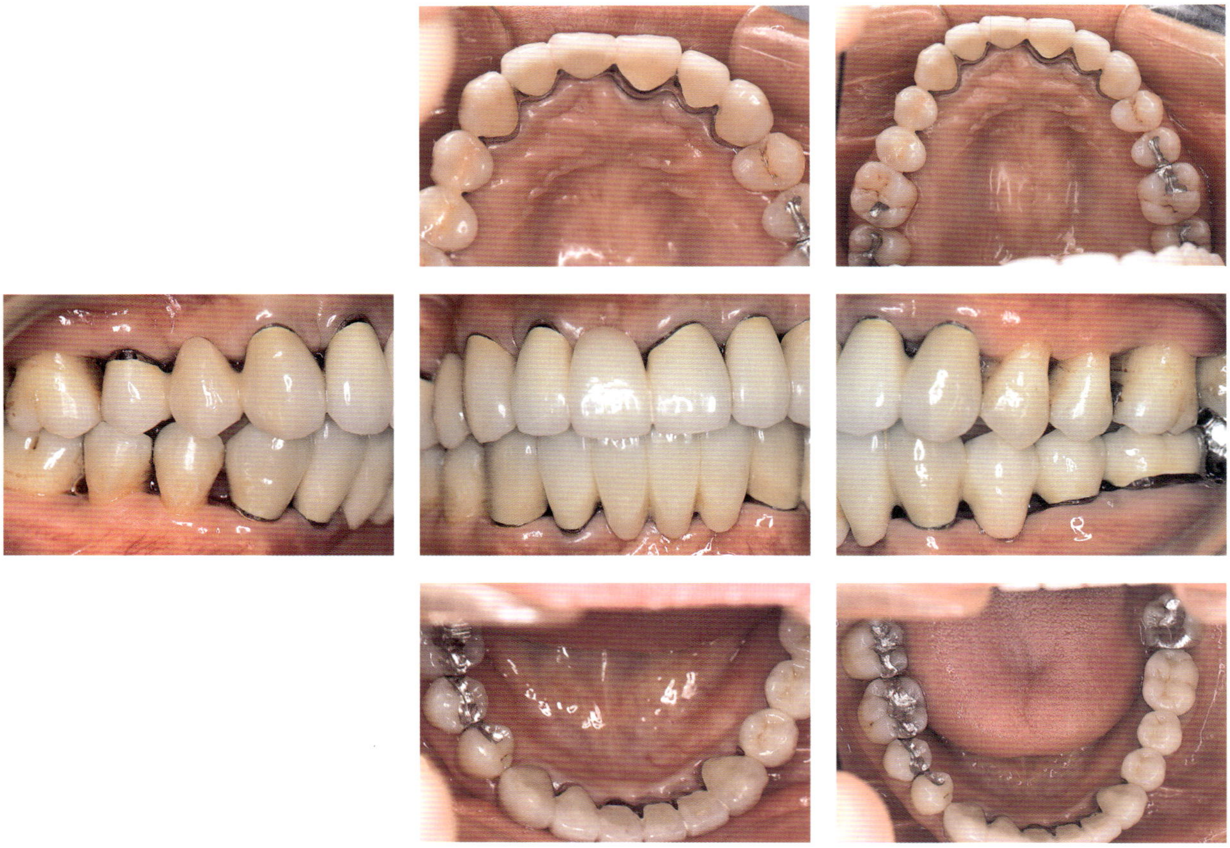

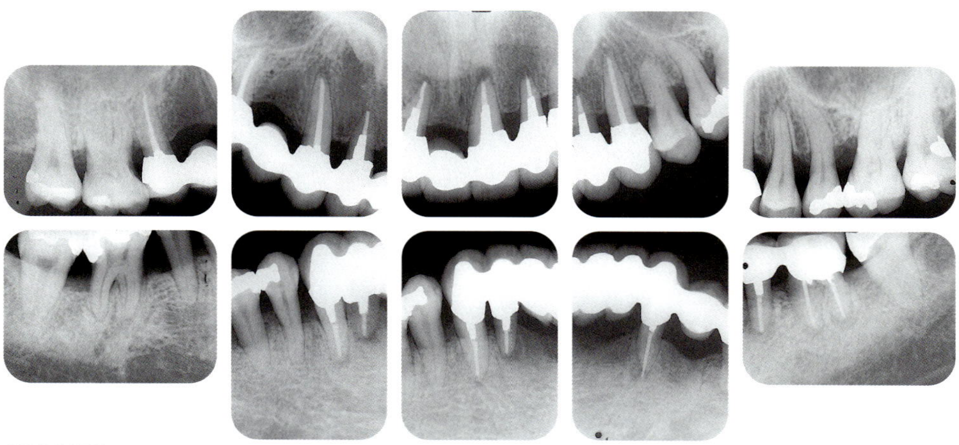

1984년 10월

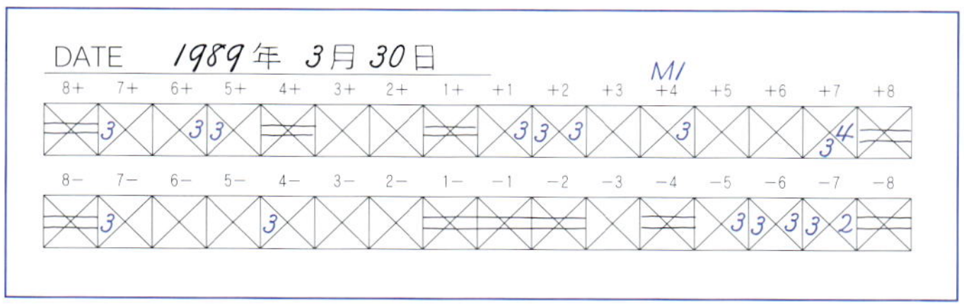

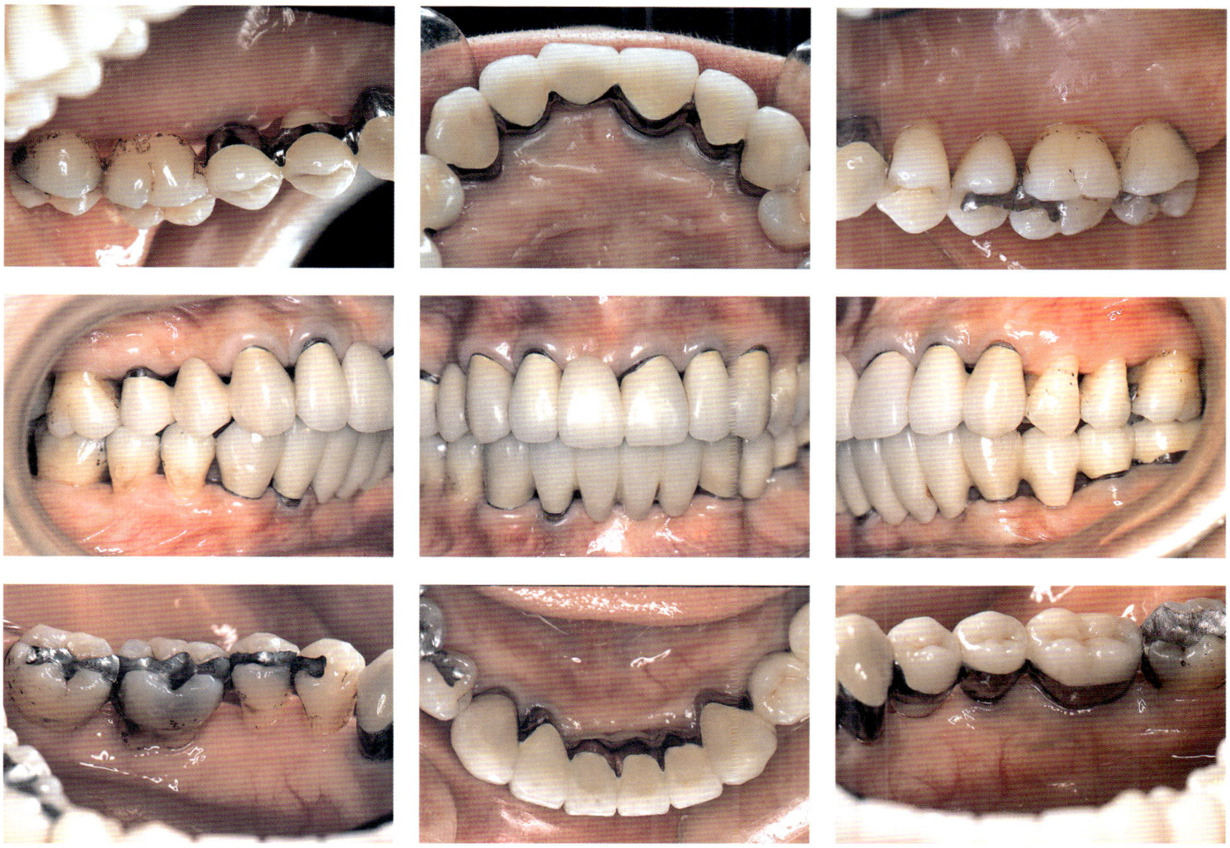

1989년 3월

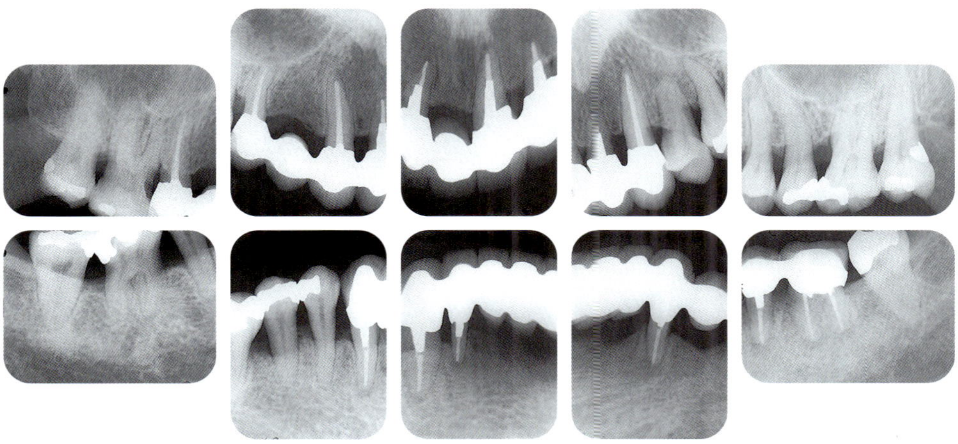

1989년 7월

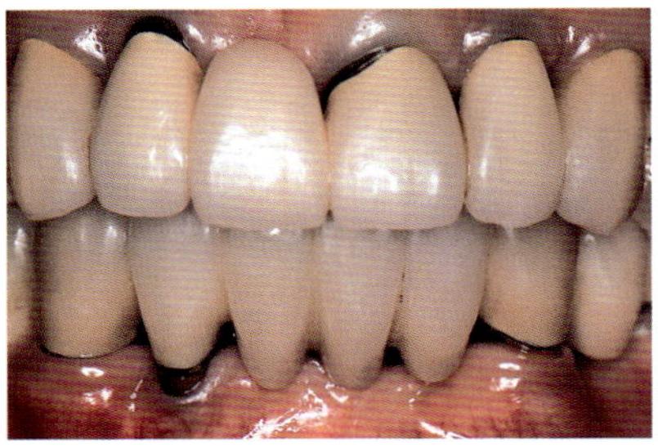

1996년 2월

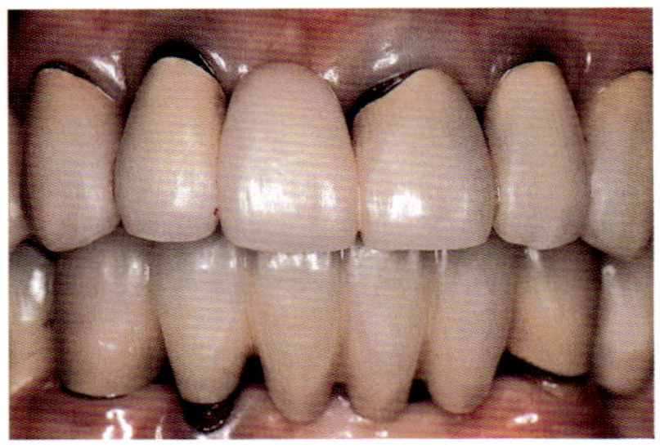

1999년 12월

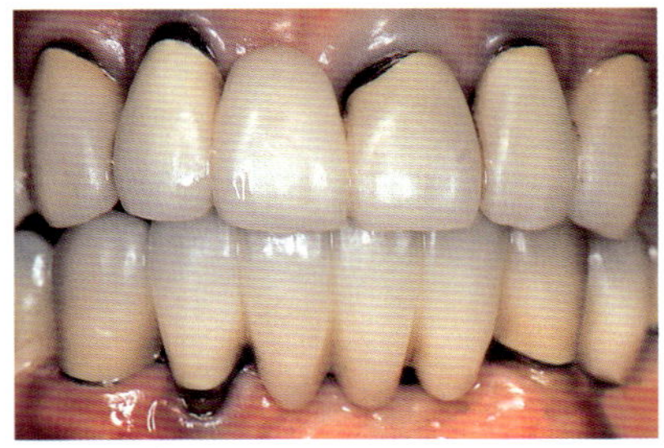

2001년 5월

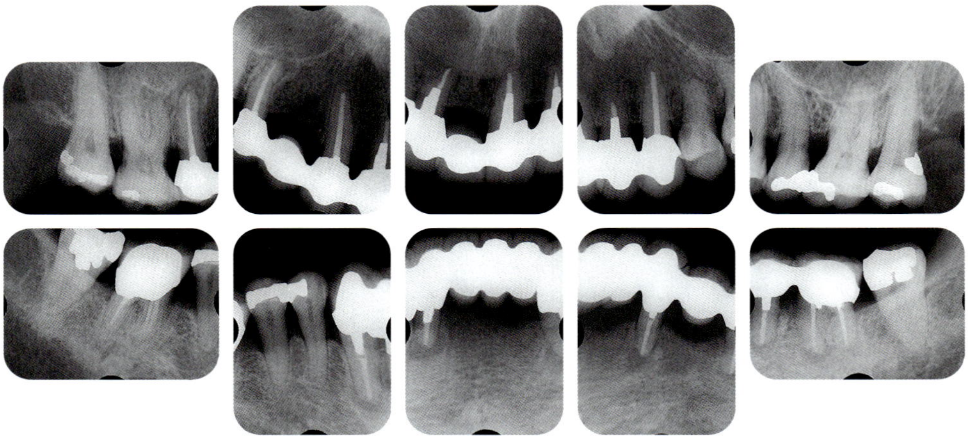

2002년 4월. 초진 후, 약 20년경과(52세)

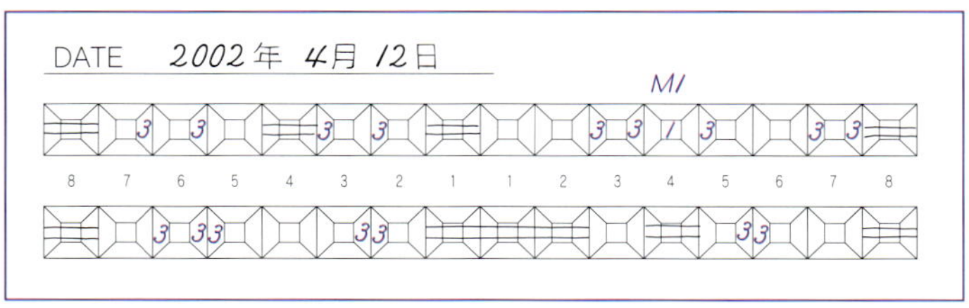

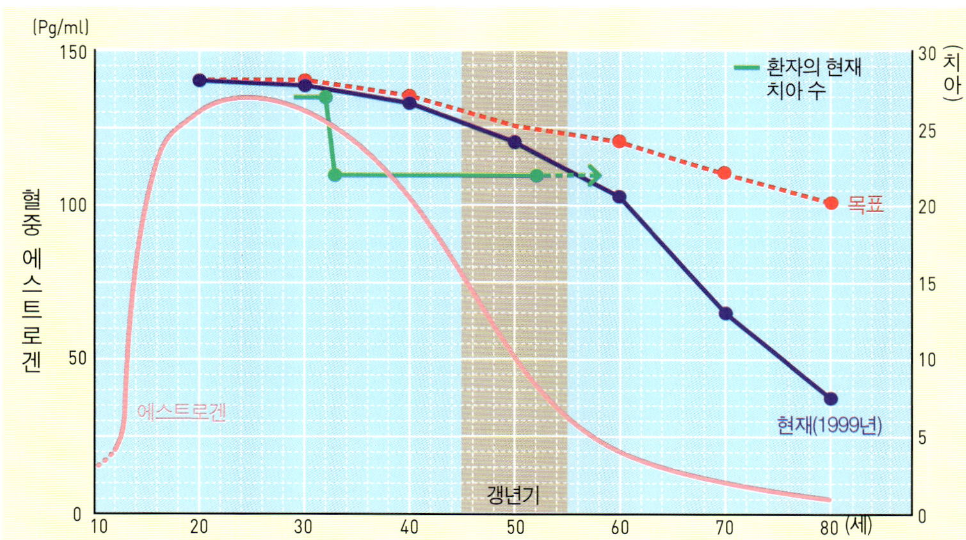

32~52세까지 정기적으로 내원 중

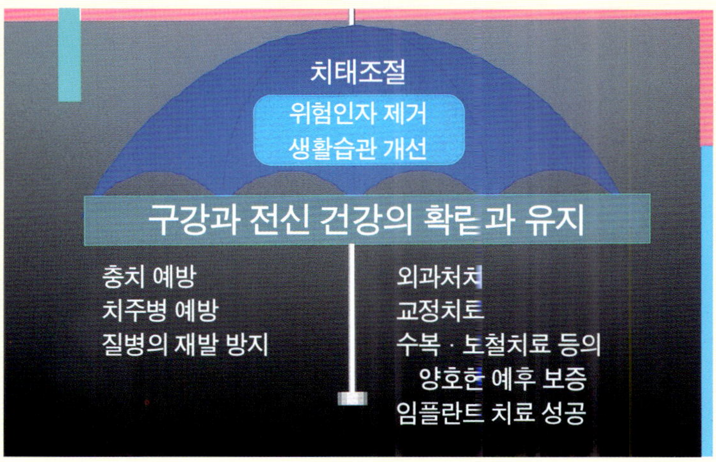

의사와 환자가 각각의 역할과 책임을 다하여, 환자의 구강건강, 나아가서는 전신의 건강을 평생 동안 유지, 증진시킬 수 있다면 우리 의사들에게는 이보다 더 기쁜 일은 없을 겁니다.

최근의 역학적 연구를 통해, 불결한 구강상태는 관동맥성 심질환의 위험인자라는 사실과 구강이 감염원이 되어 흡인성 폐렴을 일으킨다는 것, 또한 치주병균의 존재가 동맥경화증, 당뇨병, 태아의 성장 장애와 조산을 유발하는 가능성이 있다는 것이 밝혀지는 등, 구강의 병태와 전신질환의 관계가 더욱 주목받고 있습니다(p40, 41 참조).

구강건강은 삶의 질에 있어 가장 중요한 요소 중 하나입니다.

부 록

〈여성을 위한 12가지 구강건강 관리법〉

입은 소화기관의 입구이자 저작, 대화에 중요한 곳일 뿐만 아니라 애정을 표현하고 인간의 기쁨, 슬픔, 분노, 행복을 나타내는 곳입니다. 구강건강을 지키는 것은 몸 건강을 유지, 증진시키는 것으로, 잘 씹는 것은 다양한 병을 예방하는 데에도 도움이 됩니다.

여성의 생애를 통해 적절하고 충분한 구강건강 관리를 하는 것은 생명의 질, 삶의 질에 있어 중요한 것으로, 그것은 아름다움을 지키는 것이기도 합니다. 그렇기 때문에 더욱 구강은 어떠한 희생을 치르더라도 치료와 관리를 해줘야 할 가치가 있습니다.

1. 구강건강 관리의 기본은 치태조절(바이오필름의 기계적 제거)입니다.

충치와 치주병 모두 치태(바이오필름)에 의한 감염증입니다. 따라서 매일 칫솔질과 치실 이용, 치간 칫솔을 이용한 청소와 치과에서 정기적인 스케일링으로 치태를 기계적으로 제거해 입 안 환경을 깨끗이 하는 것이 구강건강 관리의 기본입니다.

2. 영양적으로 균형잡힌 음식을 즐거운 분위기에서 잘 씹어 먹읍시다.

일본인에게 특히 부족하기 쉬운 칼슘을 포함한 음식을 의식적으로 섭취합시다. 단음식은 식후에 디저트로 적절한 양을 먹는 등, 먹는 방법에 신경을 씁시다.

3. 여성의 생애에는 병에 대한 감수성이 높아지는 시기가 있다는 것을 이해합시다.

여성은 생애를 통해 남성보다 성 호르몬의 영향을 크게 받습니다. 고비가 되는 시기(초경, 임신기, 갱년기 등)에는 특히 주의합시다.

4. 충치와 치주병에 자신이 얼마나 걸리기 쉬운가(리스크)를 알아둡시다.

충치와 치주병 모두 개인에 따라 이환성에 차이가 있습니다. 자신의 리스크(위험인자)를 잘 파악하고 적절하게 대처합시다.

5. 담배는 독으로 만든 통조림입니다. 담배를 피우는 분은 꼭 금연합시다.

담배는 많은 병의 발생과 진행에 관련이 있습니다. 특히 치주병에 있어 담배는 최대의 위험인자입니다. 폐암, 구강암과 인두암, 후두암, 식도암의 리스크는 비흡연자의 몇 배가 됩니다.

6. 골다공증 예방을 위해 무리한 다이어트를 삼갑시다.

여성에게 많은 골다공증을 예방하기 위해 젊을 때부터 골밀도 증강, 유지에 노력합시다. 정기적으로 적절한 유산소 운동을 하는 것이 효과적입니다. 무리한 다이어트는 삼가도록 합시다.

7. '이갈기' 와 '악물기' 에 주의합시다.

이갈기와 악물기는 본인이 자각하지 못하고 하는 악습관입니다. 이갈기와 악물기를 하는 징후를 느낀다면 피하도록 노력합시다.

8. 딱딱한 것을 잘 씹는 것은 치아 건강에 좋지만 신경치료 후 씌운 치아가 많은 사람은 치아 파절에 주의합시다.

치수(신경)는 가능한 한 제거하지 않는 치료가 이상적이지만, 어쩔 수 없이 신경치료를 한 치아는 안타깝지만 그 수명이 짧아집니다. 자신의 치아를 최대한 오래 쓰기 위해 딱딱한 것을 씹을 때에는 치아가 파절되지 않도록 주의합시다.

9. 불소가 들어있는 치약과 자일리톨 껌 등을 현명하게 이용합시다.

불소가 든 치약과 불화물 제제는 충치 위험도가 높은 환자가 이용하면 특히 효과적입니다. 또한 중년 이후가 되면 잇몸이 내려가 치근이 노출되기 때문에 이 부분은 충치가 걸리기 쉬우므로 불소가 함유된 치약을 꼭 사용하도록 합시다.

10. 자신이 복용하는 약에 대해 충분한 지식을 가집시다.

중년 이후가 되면 성인병으로 통원하고 여러 가지 약을 복용하는 사람이 늘어나게 됩니다. 약제에는 타액 분비를 저하시키거나 잇몸 증식을 초래하는 등, 입 안의 다양한 부작용을 미치는 것들이 많습니다. 자신이 복용하는 약 성질(특히 그 부작용)에 대해 잘 아는 것이 중요합니다.

11. 고령자의 흡인성 폐렴에 주의합시다.

요양환자와 고령자 사인 가운데 가장 많은 것이 노인성 폐렴입니다. 그 원인균은 입 안에 존재하며 누워 있는 동안 잘못 삼켜 호흡기에 들어가므로 고령자는 취침 전에 입을 청소하는 것이 특히 중요합니다.

12. 신뢰할 수 있는 단골 치과를 정해놓고 정기적으로 점검을 받읍시다.

자신의 치아보다 더 좋은 것은 없습니다. 그걸 유지하기 위해서는 매일 관리와 치과에서 정기적인 점검이 중요합니다. 앞으로는 병에 걸린 후에야 병원에 가는 것이 아니라 건강을 평생에 걸쳐 유지, 증진하기 위해 치과를 이용해야 합니다.

마지막으로

치과 분야뿐만 아니라 근대의학의 가장 중요한 목적은 건강을 획득하고 그것을 유지, 증진시키는 것입니다. 우리는 항상 환자의 구강이 건강한 환경을 이루고 그 상태를 장기간에 걸쳐 유지하려면 뭐가 필요한가를 계속해서 생각하며 매일의 임상에 임하고 있습니다.

우식과 치주병 병인에 대한 해명이 이루어지고 있는 현재, 기본적으로는 대부분의 우식과 치주병 모두 예방과 치료가 가능해졌고, 많은 환자는 적절한 치료와 치태조절, 그리고 계속적인 점검으로 치열과 구강을 건강한 상태로 유지하고 있으며 삶의 질 향상에 기여할 수 있다는 게 명확해졌습니다. 특히 점검 목적은 의료종사자를 통한 적극적 치료 후에 가능하다면 환자의 평생을 통해 치열과 구강건강을 지켜나가는 것에 있는데, 이러한 목적을 다하기 위해서는 단순히 기술적인 치과치료만이 아니라 여러 분야에 걸친 노력이 필요합니다.

사회의 고령화에 따라 다양한 만성질환 치료가 증가하게 되면서 환자 - 의사의 관계는 종래의 의사주도형에서 환자의 자주적인 치료에 대한 참가를 필요로 하는 상호 참가 관계가 중시되고 있는 상황입니다. 이러한 사회적 배경을 바탕으로 치료하기 위해서는 환자 개개인의 구강 안 병변에 영향을 주는 구강 및 전신적 배경, 특히 위험인자를 정확하게 파악하고 환자의 병과 치료에 대한 이해를 더욱 키우며, 치료협조도의 향상, 개선을 꾀하는 동시에 환자와의 영속적인 관계를 가짐으로써, 가정의(홈 덴티스트)로서의 역할을 다하는 것이 치과의료 담당자에게 요구되고 있습니다. 이 책은 이러한 의미에서, 특히 여성 의료 시점에 서서 여성 환자의 구강관리 향상에 도움이 되고자 하는 마음으로 집필했습니다.

최근 구미의 역학적 연구를 보면 불결한 구강은 관동맥성질환의 중요한 위험인자라고 지적되고 있으며, 구강이 감염원이 되어 흡인성 폐렴을 일으킨다는 것도 판명되었습니다. 이밖에 충분한 증거(Evidence)는 나오지 않았지만 스트레스와 같은 사회적, 심리적 요인도 구강 병변 악화에 복합적으로 관계하고 있는 것으로 보입니다. 이러한 다양한 위험인자는 여성의 경우에는 여성 호르몬의 평생에 걸친 변동과 관련해 병태에 영향을 줍니다.

환자 개개인의 구강건강을 확립하는 것은 전신의 건강, 그리고 생활의 질 향상으로 이어집니다. 치과 의료의 가치는 어떻게 많은 사람들의 구강, 나아가서는 전신 건강을 확립하고 유지하는 데 공헌할 수 있는가에 따라 정해지는 것이라 확신하고 있습니다. 미국의 전직 공중위생국 장관인 Dr. Koop은 구강 위생이 확립되지 않은 전신 건강은 있을 수 없다고 했습니다.

본서를 통해 치아와 구강의 역할이 얼마나 소중한지 많은 분들이 알게 된다면 기쁘겠습니다.

[제니튼 치과 그룹 ZENITON DENTAL GROUP]

"국민을 위한 치과의사가 되겠습니다."

Vision 01.
[대한민국을 구강건강 선진국으로]

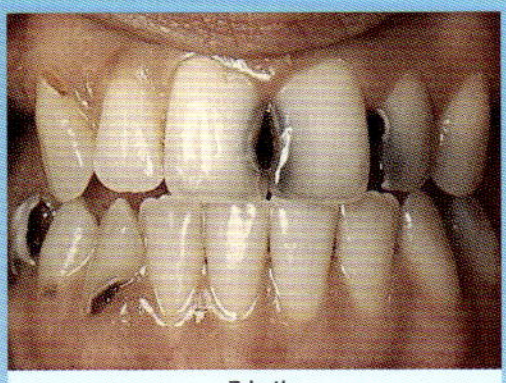

현재
DMFT : 2.2

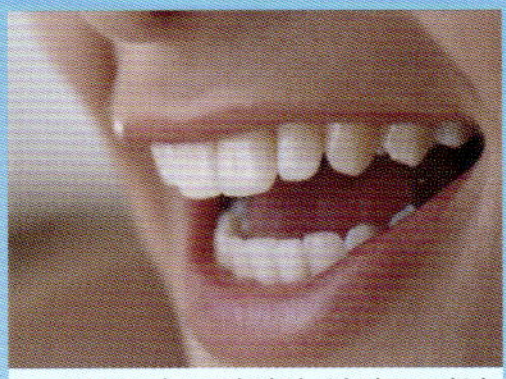

2020년 구강건강 선진국 진입
DMFT : 1.0

- 우리나라의 구강건강수준은 타 OECD국가에 비해 매우 열악한 상태입니다.

	한국 (2006)	독일 (2003)	영국 (2003)	스위스 (2005)
DMFT	2.2	0.7	0.8	0.9

(참조 OECD. Health at a Glance 2007/ 국민구강 건강실태조사 2006)

- 치과질환은 단기간에 개선되기 어렵고, 일단 진행되면 회복이 불가능합니다.
- 지속적인 구강보건교육, 예방 및 조기 진료가 구강보건향상을 위해 가장 중요합니다.

01	구강보건향상을 위한 대국민홍보사업실시, 치과질환에 대한 예방과 조기 치료 유도
02	세계 최고 수준의 치과의료제공을 위한 학술사업, 연구 지원
03	장기적이고 지속적인 국가적 구강보건정책입안을 위한 구강보건정책연구소 설립 및 정책 제안

Vision 02.
[사람이 중심이 되는 헬스케어산업 선도]

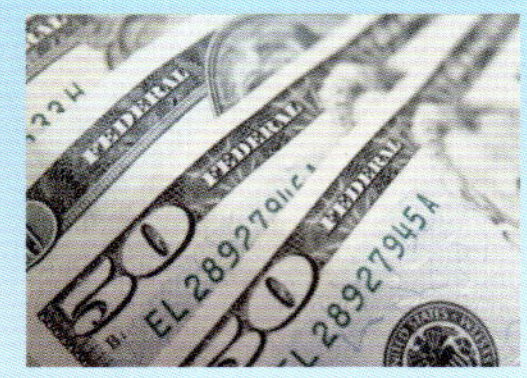

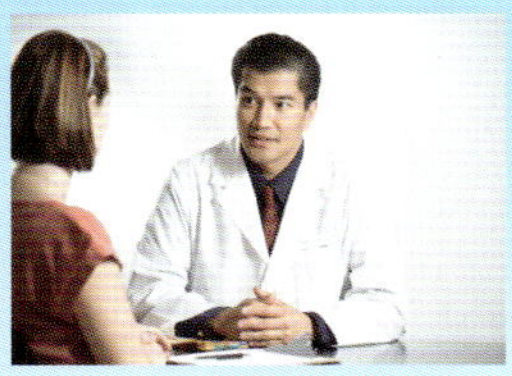

- 헬스케어 산업은 반도체를 넘어서는 최고의 유망산업이 될 것으로 전망하고 있습니다.
  하지만, 현재 헬스케어 산업은 초대형 글로벌 의료기업과 거대자본에 의해 지배되고 있습니다.
- 국민의 건강권은 자본과 기업이 아닌 사람이 중심이 되어야 한다고 생각합니다.

01	**사람 중심의 의료기자재 사업 추진** – 의료장비의 국산화 및 국산 의료 기술 개발 독려
02	**사람 중심의 생활건강관련 사업 추진** – 개발과 성과 위주의 헬스케어 산업이 아닌 식음료, 건축, 의복 등 실생활과 밀접하게 관련된 건강사업 추진
03	**사람 중심의 유비쿼터스 헬스케어 사업 추진** – 전자업계 중심이 아닌 환자와 의사에 의한 의료의 생활화를 구현

Vision 03.
[국민을 위해 봉사하겠습니다]

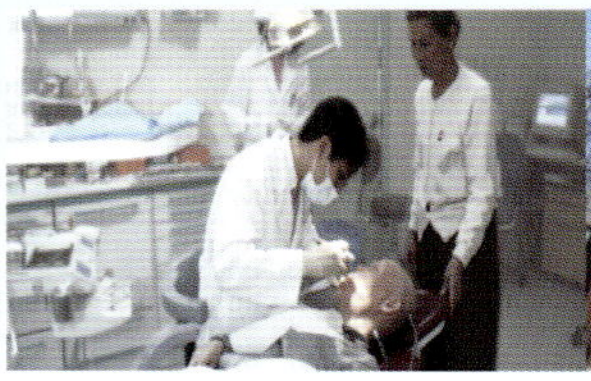

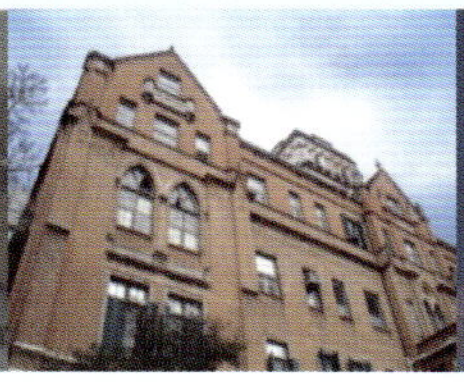

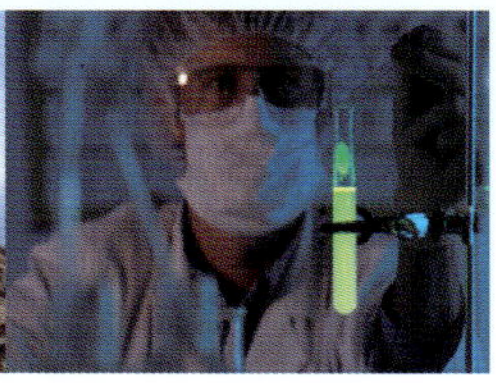

- 치과의사라는 자리에 오르기까지 사회로부터 많은 혜택과 도움을 받았습니다.
- 이제 국민들을 위해 봉사하는 치과의사가 되겠습니다.
- 사회로부터 존경 받을 수 있는 치과의사가 되겠습니다.

01	중증 장애인, 저소득계층, 희귀 난치성질환자 등 의료소외계층을 위한 복지재단 설립 및 전문병원설립을 통한 지속적이고 전문적인 지원
02	사람 의학의 기본이 되는 건강,생명과학관련 인재 양성을 위한 교육 지원사업 실시
03	희귀 난치성 질환 연구를 위한 지속적인 지원사업 실시